Tommaso De Chirico

I Giganti della Medicina Naturale: Omeopatia, Agopuntura Tradizionale Cinese, Yoga e Floriterapia.

Vita e Opere dei Maestri: F. C. S. Hahnemann — J. T. Kent — G. S. de Morant — Patañjali — E. Bach.
Note biografiche e commento al pensiero

MNAMON

Indice

Prefazione

Cos'è un "brogliaccio"?
È un quadernetto di appunti che i commercianti una volta usavano come prima copia per annotare tutto quanto veniva loro in mente.

Anch'io ho il mio "brogliaccio", frutto di tutte le osservazioni fatte nel corso di quasi cinquant'anni di carriera medica, che rappresenta quanto raccolto per commentare, e ricordare, le esperienze di lavoro e di vita.
Sono tantissimi i fogli, suddivisi per argomento, che ho trovato in varie cartelle del mio caotico archivio.
Molto materiale nel frattempo è stato già pubblicato, in parte come libri in parte come articoli su periodici, riviste e giornali; altro, invece, mi è servito come testo base per interviste, incontri e conferenze, oppure per relazioni a Congressi e Corsi di Medicina, prevalentemente sugli argomenti di Omeopatia e Agopuntura.
Una parte omogenea di quanto disponibile, selezionata al presente scopo, viene ora proposta in un contesto unitario, essendo legata da un filo logico, e non cronologico: ad ogni argomento, infatti, ne segue un altro dello stesso tipo, come in una ideale staffetta, quasi in un *continuum* concettuale e sostanziale.

Il titolo di questo libro: *I GIGANTI DELLA MEDI-CINA NATURALE (OMEOPATIA, AGOPUNTURA*

TRADIZIONALE CINESE, YOGA E FLORITERA-PIA). VITA E OPERE DEI MAESTRI, è ben azzeccato, ed è assai accattivante.

L'opera racchiude quanto di più importante ho scritto a proposito dei grandi Maestri: S. F. C. Hahnemann, J. T. Kent, G. Soulié de Morant, e Patañjali. Per la figura del medico E. Bach, invece, ho voluto ricuperare un interessante articolo scritto tanti anni fa da mia moglie, la dottoressa Simonetta Marzioli, che me ne ha gentilmente concesso l'utilizzo.

La scelta dei personaggi, sulla cui vita, spesso poco nota al grande pubblico, e sulle opere, di notevole spessore dottrinale e pratico, esprimo le mie personali osservazioni, merita una spiegazione.

Il dottor Samuel Hahnemann, che ha fondato le sue teorie sull'Omeopatia prendendo a prestito la Legge dei Simili risalente sin dall'antichità, per la prima volta ha proposto in Medicina il concetto di *Miasma* e di *Malattie Croniche,* tesi che rivoluziona la visione epistemologica delle malattie, dalle cause e dalle modalità del decorso fino al profondo significato della loro presenza e sviluppo nell'organismo umano.

Il dottor James Tyler Kent, che fu il suo discepolo ideale, ha tracciato le linee guida sulle quali tutti gli omeopati, dal suo tempo fino a oggi, si sono uniformati per coordinare i metodi e i risultati dell'esperienza clinica nel campo dell'Omeopatia.

George Soulié de Morant, invece, che fu un noto diplomatico francese in Cina nei primi decenni del XX secolo e sinologo di fama mondiale, ebbe come merito principale quello di aver fatto conoscere in Francia, e di conseguenza all'Occidente, in modo corretto e finalmente completo, la teoria e i principi della Medicina Tradizionale Cinese, dell'Agopuntura Cinese, della Moxibustione e della Chiromanzia, attraverso i testi classici della Cina; tali metodiche fino a quel tempo erano poco conosciute, ed erano considerate solo alla stregua di curiosità folkloristica, e non certamente come valido approccio diagnostico e terapeutico alternativo a quello occidentale.

Patañjali, figura mitica hindu del II secolo a. C., ha raccolto, codificandoli, i principi universali di comportamento, risalenti all'antica cultura religiosa dei Veda e tramandati per via orale nel corso delle generazioni, in 196 Aforismi detti *Yoga Sûtra*, finalizzati al raggiungimento, attraverso 8 passaggi fisici e spirituali (denomitati *5 Membra Esterne* e *3 Membra Interne:* è l'*Ashtânga Yoga* del pensiero vedico) dell'Illuminazione, o *Samâdi;* questa dottrina è alla base della Medicina Ayurvedica.

Il dottor Edward Bach, infine, merita una menzione speciale per aver ideato un modo di terapia semplice ma efficace e alla portata di tutti, utilizzando i "banali" fiori dei nostri giardini: la cosiddetta Floriterapia.

Che cosa hanno in comune costoro?
Perché hanno attirato la mia attenzione, al punto da dedicare loro tanti articoli e un libro che li vede in un contesto sinottico?
Semplicemente perché sono stati dei veri Giganti per l'umanità intera, perché hanno sconvolto i canoni dell'Arte del Guarire e dell'evolvere, vuoi materialmente vuoi spiritualmente, perché hanno introdotto il concetto d'individualità nel paziente, la necessità primaria della conoscenza profonda dei suoi senti-

menti, e la dolcezza della terapia in una disciplina medico-scientifica che già d'allora stava diventando sempre più impersonale e meccanicistica, sempre più lontana dall'uomo e dalla sua identità di essere senziente, sofferente e bisognoso di comprensione e aiuto.

Sono i cardini di quella che oggi viene più correttamente etichettata come *Medicina Centrata sulla Persona*, perché più in sintonia, e sinergia, con le Medicine Tradizionali di tutti i paesi del mondo, e, di conseguenza, di tutte le culture di ogni tempo.

Si deve pertanto parlare, a proposito di Omeopatia, Agopuntura Tradizionale Cinese, Medicina Ayurvedica e Floriterapia di Bach, non più di Medicina Non Convenzionale o Complementare, e neppure di Medicina Alternativa, ma di *Medicina Olistica* per eccellenza, perché solo con la conoscenza dei ritmi biologici che regolano il nostro tempo, solo con l'asservimento dell'uomo alle Leggi di Natura che ci offrono gli strumenti e la materia prima per la guarigione, e solo con la comprensione profonda della psiche umana, diversa da individuo a individuo, è possibile intervenire sulla sofferenza degli esseri viventi in modo rapido, dolce, totale e definitivo, affermazione presa a prestito dal detto: *cito, tuto et jucunde*, di Aulo Cornelio Celso (Roma, 25 a. C. − Roma, 50 d. C.), famoso medico e chirurgo che visse e operò nella Capitale durante l'impero di Augusto e di Tiberio.

Così, proprio per rendere omaggio a questa visione allargata della vita, ho deciso di offrire al pubblico l'insieme delle mie osservazioni teoriche e pratiche nel campo della Medicina Omeopatica e della Medicina Tradizionale Cinese (Agopuntura, Moxibustione e Chiromanzia), e la ricerca della dottoressa Marzioli sulla Floriterapia di Bach, per far conoscere sotto diversa luce i personaggi indicati, quasi a completamento e coronamento della mia lunga carriera di medico e ricercatore in molti campi della scienza e della cultura umanistica.

Infine, ho anche voluto aggiungere il testo di una mia precedente conferenza sul tema: *Yoga e Omeopatia*, nella quale ho messo a confronto i *Sûtra* di Patañjali, che sono i principi vedici sui comportamenti della natura umana, con la teoria e la pratica dell'Omeopatia, a dimostrazione che Oriente e Occidente, come a riguardo della Medicina Tradizionale Cinese, non sono mai stati due mondi lontani e inconciliabili, bensì più vicini di quanto possa sembrare, perché la conoscenza dell'Uomo è una sola, e l'antica tradizione culturale e spirituale dell'Estremo Oriente può conquistare, attraverso il pensiero lungimirante dei nostri Maestri europei, anche il Mondo occidentale.

Spero che il lettore gradisca l'impostazione del testo e la sincerità delle mie espressioni, e che il medico, o lo studente di Medicina, di Omeopatia, di Agopuntura Tradizionale Cinese, di Medicina Ayurvedica e di altre discipline olistiche (Fito-Gemmoterapia, Floriterapia, Oligoterapia, ecc...) ne faccia tesoro. E, che anche il normale cittadino, o il semplice curioso, ne possa fare conoscenza per la propria cultura.
Non pretendo che si condividano le mie osservazioni personali; è sufficiente che queste spingano alla cu-

riosità e a nuove ricerche critiche su tutti gli argomenti trattati.

E, soprattutto, che mi si ricordi per le mie opere, solo se queste siano servite ad aprire le coscienze sul significato della natura umana e sulle possibilità offerte dalle Medicine dolci, così come chiaramente e onestamente espresse dai nostri Maestri, che, per questo motivo, sono stati dei veri Giganti del sapere universale.

Con questa speranza, e con sincero ringraziamento per la lungimiranza d'idee e per l'interesse per la novità dimostrata, con sincera passione, dall'Editore che ha curato l'opera, invito alla lettura dei vari capitoli.

l'autore

Friedrich Christian Samuel Hahnemann

L'Omeopatia e la Legge dei Simili

In Medicina, sin dall'Antichità, hanno convissuto due differenti e antitetiche strategie terapeutiche che rispondono a questi principi: *Contraria Contrariis Curantur*, quando ci si avvale di farmaci che provocano, nel malato, effetti opposti a quelli causati dalla malattia (sono gli antispastici, gli anticatarrali, gli antipiretici, etc...) nel tentativo di controllare i sintomi; *Similia Similibus Curentur*, invece, quando i rimedi terapeutici sono in sintonia con le reazioni dell'organismo, cioè, hanno la stessa espressione sintomatologica.

Il primo principio corrisponde alla *Terapia Allopatica*, quella in uso nella Medicina Tradizionale, o Ufficiale, il secondo alla *Terapia Omeopatica*, in uso nella Medicina cosiddetta Non Convenzionale o Complementare, meglio definita oggi come *"Medicina Centrata sulla Persona"*.

Per comprendere il concetto di Omeopatia, la sua formulazione tecnica e l'utilizzo nella pratica clinica, farò degli esempi: se l'ingestione di un infuso concentrato di polpa essiccata dal frutto di *Colocynthis* (pianta erbacea del nostro habitat) provoca violenti dolori addominali in una persona sana, lo stesso, dato in diluizione omeopatica, curerà dolori analoghi nel malato.

Se somministriamo per lungo tempo in un individuo sano il macerato alcolico della corteccia di *China Officinalis*, che è un albero che cresce sulle pendici delle Ande, dalla cui scorza si estrae una sostanza chiamata "chinino", farmaco notoriamente utilizzato in Allopatia per curare la malaria, il soggetto svilupperà una violenta febbre molto simile a quella malarica.

Tuttavia, se la soluzione subisce un trattamento omeopatico, cioè un processo denominato "diluizione/dinamizzazione", il risultato di questa nuova formulazione curerà i malati che presentano tutte le manifestazioni di febbre ricorrente, vuoi malarica vuoi di altra natura.

La differenza tra questi due metodi terapeutici (Allopatia e Omeopatia), pertanto, consiste sia nel dosaggio, sempre più concentrato nel primo, sempre più diluito nel secondo, sia nel procedimento di "energizzazione" della materia denominato in Omeopatia "succussione o dinamizzazione"; in tal modo, la miscela così ottenuta dopo ogni diluizione, una volta meccanicamente mescolata e agitata tra un passaggio e l'altro, aumenterà la propria potenzialità curativa.

Comunemente, si ritiene che la strategia terapeutica della cura con i *Simili* sia un'espressione risalente al pensiero del medico greco Ippocrate, il quale, per primo, affermò anche che il vero processo di guarigione si può ottenere solo con il potenziamento della *Forza Guaritrice della Natura* (è la *Vis Medicatrix Naturae* di Ippocrate) presente in tutti gli organismi viventi.

In pratica, secondo Ippocrate, il ricupero della salute deve avvenire con lo stimolo dei fisiologici meccanismi naturali di difesa e di adattamento verso ogni *noxa morbigena*, e ciò può essere realizzato quando all'*Energia Vitale* (*Vis Medicatrix*), insita in tutti gli organismi viventi, si sommerà l'effetto di forze d'intensità pari, cioè identica, meglio ancora *Simile*, alle possibilità reattive del momento. Tali forze provengono dall'accurata elaborazione farmacologica delle sostanze presenti nei tre Regni della Natura.

La formulazione del concetto di *Similitudine*, tuttavia, non è nuova; addirittura, è segnalata già nella Medicina Egizia, stante quanto scritto nel papiro di Ebers[1], e fa anche parte della tradizione popolare.

Sin dall'antichità, ogni Religione dei popoli primitivi era l'espressione della sintonia armonica tra essere vivente e Legge di Natura; infatti, Religione e Medicina s'identificavano, poiché il malato era la persona che aveva osato trasgredire i Principi naturali dettati dal Divino o da un Essere Superiore, e per questo era stato punito con la perdita della salute.

Per accattivarsi gli Dei, dunque, ecco nascere il rituale magico invocativo con l'utilizzo di statuette d'argilla o di raffigurazioni pittoriche che riproducevano scene di caccia e personaggi di rango vittoriosi in battaglia, oppure scene di vita corrente nell'ambito di comunità e di tribù, o ancora figure simboliche di corpi feriti, mutilati o affetti da malattie. Il tutto a scopo non solo celebrativo ed esorcizzante, di tipo cosiddetto "apotropaico", atto cioè a tenere lontano

---

1   Assai famoso perché tratta di Medicina Egizia.

l'influsso degli Spiriti Maligni, ma soprattutto per ringraziamento e per implorare l'intervento taumaturgico divino.

Tutte queste immagini, disegnate da stregoni o da sciamani, da coloro cioè che erano in grado di comunicare con le Forze soprannaturali ponendosi come tramite tra gli Dei e l'Uomo, possono essere considerate come le prime espressioni storiche che documentano il *Principio di Similitudine*, poiché facevano coincidere l'oggetto della richiesta con il risultato.

Questa rappresentazione inconscia è tuttora rimasta invariata; vedi gli *ex-voto* della nostra religione cattolica, le immaginette e le reliquie che, evocando la benevolenza di Santi e Beati, devono garantire salute e benessere a noi e ai nostri cari.

Nell'antica Grecia c'erano le offerte votive nel tempio del dio Apollo a Delfi, come testimonianza, o auspicio, delle guarigioni.

Nel campo della Medicina Naturale Tradizionale, l'identificazione tra le caratteristiche di una sostanza medicamentosa e le sue capacità terapeutiche viene chiamata *Legge delle Signature* [2], *Legge* che è il presupposto, e l'anticamera, del *Principio di Similitudine*.

Pertanto, secondo questa *Legge delle Signature*, si somministrerà *Berberis vulgaris* nella colica renale perché le spine dei rami della pianta arbustiva ricordano il tipo di dolore acuto e pungente[3]; oppure *Euphrasia*

---

2   Pare, addirittura, che questa definizione risalga a Paracelso, forse il primo vero grande medico omeopata della Storia.

3   I frutti, naturalmente, sono rosso amaranto come il sangue emesso con le urine.

officinalis nella congiuntivite acuta perché il colore ceruleo del fiore della pianta erbacea rammenta quello dell'occhio; oppure, ancora, la *Sepia officinalis* nella collera per ricordare la reazione del mollusco marino, il quale, alla minima irritazione, emette il nero d'inchiostro e fugge protetto da questo liquido.

La tradizione popolare ha sempre fornito degli esempi di trattamento con i *simili*: in caso di ustione, ad esempio, si suggerisce di trattare subito la zona lesa con impacchi tiepidi e non freddi, mentre le lesioni da congelamento vanno strofinate con ghiaccio o neve e non con applicazioni calde.

E così, gli ascessi, espressione locale di fenomeni biologici d'infiammazione, cioè di calore acuto, sono notoriamente curati con impacchi caldo-umidi e non freddi.

Anche la Medicina Primitiva, quella dei *semplici*, riporta delle ricette analoghe, in cui la *Legge dei Simili* e la *Legge delle Segnature* si sovrappongono.

Alcuni esempi: l'olio in cui si faceva macerare lo *scorpione* era utile nelle punture di quell'animale; *l'ematite rossa* e il *diaspro* di colore rosso-sanguigno, minerali che poi venivano accuratamente raschiati in fine polvere e miscelati in acqua, erano utilizzati per frenare le emorragie; le *lucertole*, la cui pelle variegata e crespa ricorda i tumori, furono impiegate, dopo idoneo trattamento, nella loro cura; la *Pulmonaria*, erba dalle foglie che riproducono la struttura polmonare, era usata come infuso nelle malattie respiratorie; ancora oggi, le secrezioni mucose che consentono alla *lumaca* di scivolare sul terreno, sono utilizzate per sciogliere il catarro bronchiale; la *vipera*, il cui veleno, da sempre ritenuto ottimo antidoto per tutti i veleni, era la materia prima della cosiddetta *triaca o panacea*, cioè il medicinale in grado di curare quasi tutte le malattie. È altresì doveroso ricordare la tecnica, assai usata nei secoli passati, per immunizzarsi contro i veleni[4] che consisteva in una loro progressiva assunzione a dosi sempre più generose, procedimento questo che ricorda, in senso inverso, il processo di diluizione omeopatica e, nel metodo, l'attuale somministrazione dei vaccini.

La *Legge di Similitudine* è legata ai concetti base della Medicina Ippocratica; questa individuava le Energie Cosmiche in grado di regolare gli umori, gli organi, le stagioni, i pianeti e i temperamenti, condizionando sia l'insorgere sia il decorso delle malattie, in 4 *Elementi* fondamentali: *ARIA calda-umida, ACQUA freddo-umida, FUOCO caldo-secco, TERRA freddo-secco.* Questi *Elementi* corrispondono, rispettivamente: al *temperamento sanguigno*, influenzato da Giove e da Venere, nel quale sono colpiti cuore e circolazione con prevalenza primaverile; al *temperamento flemmatico*, nel quale Luna e Venere sono i pianeti che reggono l'umore, mentre il cervello è l'organo di riferimento, e l'inverno la stagione della malattia; al *temperamento bilioso*, nel quale Sole e Marte dominano mentre il fegato è l'organo e l'estate la stagione preferita; e *atrabile o bile-nera*, in cui Mercurio e Saturno sono i

---

4   Il metodo si chiama *mitridatizzazione* da Mitridate, Re del Ponto il quale, in epoca romana, era solito farne uso per difendersi dalle assai frequenti congiure di Palazzo.

pianeti dominanti, la milza è l'organo e l'autunno la stagione che ne condiziona gli effetti.

Di conseguenza, anche le patologie sono correlate a ciascuna di queste quattro categorie: così, nello stesso ordine, obesità, disturbi cardiovascolari e malattie infiammatorie sono appannaggio del *tipo sanguigno*, disturbi mentali, digestivi e della pelle, del *tipo flemmatico*, disturbi digestivi, stitichezza e calcoli biliari, del *tipo bilioso*, e cefalea, insonnia ed ipertensione arteriosa del *tipo bile-nera*.
Ebbene, come curare, secondo Ippocrate, i temperamenti e le malattie a essi riferite? Si curerà seguendo il criterio della similitudine di clima, di temperatura e di qualità dei farmaci estratti da piante o dai minerali.
Alcuni esempi: una stitichezza, che è dovuta a eccesso di caldo-secco (*Elemento Fuoco*), sarà curata con farmaci caldi e secchi, quali l'*aloe*, pianta tipica dell'habitat africano, o con impacchi caldo-secchi, come la classica *boule* dell'acqua calda; l'ipertensione, dovuta all'eccesso di freddo-secco (*Elemento Terra*), sarà curata con farmaci freddi e secchi, quali l'*elleboro o veratro albo*, tipica pianta nordica, oppure con applicazioni fredde e secche, come il ghiaccio, e così via.

I principi della Medicina Tradizionale Tibetana e della Medicina Ayurvedica, con la *Teoria dei Tre Dosha*, sono pressoché sovrapponibili ai postulati ippocratici, come se un unico filone culturale unisse, da millenni, Occidente e Oriente.
In seguito, sarà Galeno, illustre medico greco nato nell'Asia Minore ma vissuto a Roma, a rivalutare il principio opposto della terapia dei *contrari*, forte

della sua educazione naturalistico-scolastica basata principalmente sui postulati teorici dettati dai filosofi greci post-socratici, quali Platone e Aristotele, e sulla sua esperienza di medico empirico alla scuola dei gladiatori di Roma; tale impostazione diagnostica e terapeutica delle malattie condizionerà tutto il sapere medico del Medio Evo.

Le progressive scoperte della Scienza Moderna, dal 1600 in poi, che tanto hanno influenzato il mondo attuale della Medicina, sono la logica evoluzione del pensiero aristotelico e galenico.

Nella Storia, oltre alla tradizione ippocratica, si ritrovano altri esempi famosi di utilizzo del *Principio di Similitudine*.

Nella Bibbia (*Esodo*, capitolo XV, versetti 23-25) si legge:

> *"Poi arrivarono a Mara[5] e non poterono bere delle acque del lago perché erano amare; il popolo mormorò e Mosè chiese consiglio al Signore; Questi gli mostrò un ramo che egli gettò nelle acque, e queste divennero subito dolci"*.

Il commento esegetico dei Padri della Bibbia è il seguente: poiché si è usato un legno chiamato *Adelpha*, notoriamente amaro e velenoso[6] il vero modo naturale di guarigione suggerito da Dio era di utilizzare

---

5   Località in prossimità dei Laghi Amari, nella penisola del Sinai.
6   Si tratta del fusto di una pianta erbacea annuale, di odore sgradevole, presente nei luoghi ghiaiosi dell'habitat mediterraneo, di nome *Delphinium Staphysagria*.

l'amaro contro l'amaro, cioè *il simile* per curare *il simile*.

Ancora: è detto nella Religione Induista che, secondo il volere degli Dei, fu dato al Regno minerale il potere di racchiudere in sé tutti i veleni del mondo affinché, da questo substrato, lo stesso veleno, tramite i processi di *creazione*, di *distruzione* e di *elaborazione-mantenimento* presenti in Natura[7], proseguisse la sua ascesa evolutiva attraversando progressivamente il mondo vegetale e il mondo animale; in tal modo, poiché tutta la materia vivente, dall'inorganico all'"organico, subisce una trasformazione energetica, tale elaborazione gerarchica avrebbe suggerito la possibilità di rintracciare sempre una similitudine terapeutica tra le droghe dei tre Regni della Natura e le malattie, proprio come evidenziato da Ippocrate e ripreso nella tradizione popolare occidentale.

Questa teoria, che presenta anche analogie con quanto riferito dal pensiero filosofico e religioso dei Medi (Manicheismo) e dei Persiani (Zoroastrismo), poi codificato nella famosa Scuola Medica araba di Bagdad del primo millennio d. C., fu riscoperta all'"inizio del XX secolo dall'antroposofia steineriana[8].

Nella tradizione popolare, durante le epidemie di

---

7   Questi sono i *Principi spirituali* regolati dall'influsso di Brahma, di Shiva e di Visnù, i tre Dei dell'Olimpo indù, sul Creato.
8   Da Rudolf Steiner (Croazia, 25 febbraio 1861 - Dornach, Svizzera, 30 marzo 1925), che fu filosofo, esoterista, pedagogista, artista di fama internazionale e ideatore della Medicina cosiddetta Antroposofica, di stampo spirituale ma con grande utilizzo nella pratica corrente.

malattie contagiose, quali la peste o la lebbra, era consuetudine avvicinarsi agli ammalati che erano da poco guariti, oppure toccare i loro indumenti, per prevenire il contagio oppure per avere un'infezione di breve durata e non mortale, così come raccontato da Alessandro Manzoni ne *I Promessi Sposi*. Naturalmente, oggi potremmo giustificare il fatto con un processo d'immunizzazione attiva da contatto diretto con l'agente infettante, ma allora non era nota la teoria degli anticorpi, e tutti ritenevano tali persone miracolate da Dio, e pertanto dotate di potere taumaturgico nei confronti dell'infezione.

Per prevenire il vaiolo, molto tempo prima della classica vaccinazione fatta dal medico inglese Edward Jenner, che rappresenta un altro esempio di applicazione della *Legge dei Simili*; nell'Antica Cina si usava strofinare il corpo con una poltiglia di fango in cui venivano mescolate le mosche che ronzavano attorno alle mandrie di vacche affette dallo stesso morbo, che per loro non era mortale.

Paracelso, il cui vero nome era Filippo Aurelio Teofrasto Bombasto von Hohnheim, diceva:

> *"È falso dal punto di vista medicamentoso che il caldo combatta il freddo e viceversa; i nomi delle malattie non servono per l'indicazione dei rimedi. È il simile che deve essere confrontato con il simile, e questo serve per scoprire gli arcani della guarigione"*.

Molti sono gli esempi pratici di guarigione con i *simili*.

Il XV aforisma del *Regimen Sanitatis Salerni* così riporta:
Se ti par che il vin bevuto alla sera ti ha nociuto, troverai che medicina è il riberne la mattina".

Ciò è in sintonia con il detto popolare: *"chiodo scaccia chiodo".*

Dice il XIV Dalai Lama Tenzin Gyatzo, nel suo libro *Visioni di Saggezza:*

"L'ostacolo che ti fa cadere è quello su cui ti appoggi per alzarti".

Questa, ad esempio, è una tipica affermazione omeopatica!

A tal proposito, voglio ricordare, come esempio di similitudine naturale, anche i *suoni* e i *gesti onomatopeici*, che richiamano cioè qualche cosa di analogo riproducendone le caratteristiche, quali lo sbadiglio che evoca il sonno ed è contagioso per i presenti, oppure il suono dell'acqua corrente che induce in taluni individui lo stimolo alla minzione.

Questa condizione rievoca due concetti formulati in epoca moderna, e spesso applicati anche nella pratica quotidiana: la *coerenza*, che in fisica indica la sintonia e la sincronizzazione di energie che hanno medesima frequenza elettromagnetica (ad esempio, il raggio laser utilizzato nella medicina), e l'attivazione dei *neuroni a specchio* come risposta a determinati stimoli visivi identificando, con l'imitazione, il soggetto nell'oggetto.

Ciò avviene, ad esempio, quando si è indotti a canticchiare o a battere il ritmo mentre si osserva uno che canta o uno che suona un noto motivo musicale, oppure a sbadigliare quando si vede una persona che sbadiglia, oppure ancora ad aver sete guardando uno che beve. Molte di queste pratiche sono sfruttate anche a scopo pubblicitario, per incrementare la vendita di taluni prodotti commerciali.

Entrambi i concetti si rifanno al *Principio di Similitudine*.

Ippocrate, l'illustre medico dell'antica Grecia, diceva:

> *"Ciò che produce la stranguria, la tosse, la diarrea e il vomito, vale a togliere questi stessi mali; così si calma il vomito con l'acqua calda che viene di nuovo espulsa con il vomito".*

Infatti, gli omeopati curano il colera con il *Veratum Album*, una pianta erbacea perenne la cui ingestione accidentale provoca un'intossicazione acuta con vomito abbondante, diarrea profusa e crampi addominali, sintomi che sono caratteristici del colera.

L'abuso di tabacco, com'è noto, provoca nausea, sudori freddi e vertigini, tuttavia fumando la pipa si curavano proprio vertigini e nausea, così come riferito da Diemembroeck nel suo *Trattato della peste* del 1665, il quale consigliava il fumo di tabacco proprio per contrastare i disturbi insorti durante le lunghe traversate in mare; ebbene, in Omeopatia, il Rimedio *Tabacum*, estratto dalle stesse foglie del genere *Nico-*

tiana, cura le chinetosi, cioè il mal di mare e il mal d'auto.

Il dottor C. F. S. Hahnemann[9] nel periodo dell'Illuminismo riscoprirà la Medicina Ippocratica rivalutando la *Legge dei Simili* e l'impostazione naturalistica della vita, tesa a un costante adeguamento dell'organismo ai ritmi biologici, ponendo così le basi dell'Omeopatia.

Infatti, poiché tutti i corpi viventi tendono a eliminare ciò che è loro estraneo utilizzando i propri fisiologici strumenti di difesa, la terapia dovrà essere finalizzata al potenziamento di tali meccanismi, vuoi rinforzando le difese interne[10] vuoi somministrando farmaci in sintonia con il tentativo spontaneo di rigettare *gli umori peccanti* nel rispetto della *Vis Medicatrix Naturae*.

Per adempiere questo scopo, i farmaci, denominati da Hahnemann *Rimedi* perché dotati solo di proprietà curative e non più tossiche, dovranno essere somministrati:

1) in dosi sempre più diluite,
2) dopo un processo di succussione/dinamizzazione,
3) secondo il *Principio di Similitudine*,
4) dopo adeguata sperimentazione nell'uomo sano.

Questi, sono i quattro pilastri sui cui si basa l'Omeopatia.

---

9   Meissen, Sassonia, 10 aprile 1755; Parigi, 2 luglio 1843.
10   Sono gli umori alterati e i temperamenti compromessi; oggi si preferisce parlare di PNEI.

Numerose furono le informazioni cui il dottor Hahnemann attinse quando riscoprì, e poi confermò con la pratica clinica, la cura con i *simili*.

L'esperienza diretta è alla base della sua *Materia Medica Omeopatica Pura* del 1828, che fa seguito ad analogo testo denominato *Fragmenta de viribus medicamentorum positivitis sive in sano corpore humano observatis*, pubblicato a Lipsia nel 1805.

Nel *Trattato della Materia Medica Pura*, Hahnemann descrive in dettaglio tutte le intossicazioni acute e croniche, accidentali e volontarie, provocate dall'ingestione in dosi ponderali di parecchie sostanze appartenenti ai tre Regni della Natura; questo libro riporta sia la casistica personale sia quella presente nella letteratura del suo tempo.

Ebbene, in conformità a quanto scritto nella *Materia Medica Pura*, che, di fatto, è un vero Trattato di Farmacologia e di Tossicologia Clinica *ante litteram*, Hahnemann confermò la sua intuizione: la somministrazione di queste sostanze, a basse dosi e dopo un processo di diluizione/dinamizzazione, sarebbe stata in grado di curare sia gli effetti nocivi delle stesse, sia, per similitudine, sintomi analoghi provocati da cause diverse.

La nascita dell'Omeopatia, e dei suoi Principi terapeutici, viene ufficialmente dichiarata nel 1810 con la prima edizione dell'*Organon dell'Arte del guarire*, Opera che racchiude le riflessioni e i risultati di una pratica pluridecennale.

Ecco alcuni esempi di terapia omeopatica: l'effetto tossico dovuto all'ingestione di *Agaricus Muscarius* consiste in tremori, convulsioni e crisi epilettica; tuttavia, il macerato del fungo, assai velenoso e ubiquitario, è adoperato con successo in Omeopatia nei tremori associati a convulsioni, qualunque sia il motivo o la natura del male.

L'uso eccessivo dell'olio estratto dai fiori e dal gambo di *Anice stellato*, albero tropicale da cui si traggono parecchi aromi, può provocare dolori di stomaco e coliche violente, ma è anche usato, dopo elaborazione omeopatica, nelle coliche gassose provocate dai purganti.

L'ingestione accidentale di *Achillea Millefolium*, pianta perenne dei nostri pascoli montani spesso usata a scopo ornamentale, provoca emorragie, ma l'estratto dei fiori essiccati, in Omeopatia, viene utilizzato in caso di emorroidi, di emottisi, di metrorragia, di epistassi ed ematuria.

L'infuso di foglie di *Senna*, un'erba assai diffusa, provoca diarrea abbondante, coliche addominali, flatulenza e insonnia, ma è anche in grado di curare gli stessi sintomi dopo la preparazione secondo i principi della farmacologia omeopatica.

Il frutto di *Uva Ursina*, una pianta rampicante sempreverde, ha il potere di provocare dolori vescicali, ma la stessa sostanza è usata in formulazione omeopatica nel trattamento delle cistiti emorragiche.
Ancora: il contatto e lo strofinamento con le foglie di *Clematis erecta* (pianta decorativa) e di *Rhus Toxicodendron* (arbusto perenne) provocano una dermatite acuta, tuttavia le stesse sostanze, trattate secondo i principi omeopatici, sono in grado di curare le eru-

zioni aventi analoghe caratteristiche, che sono, rispettivamente, arrossamento e vescicole cutanee.

Assai noti sono gli effetti curativi dei preparati omeopatici di *Belladonna*, di *Stramonio* (piante con inflorescenza, ubiquitarie e spontanee) e di *Coffea* (i chicchi del caffè), le cui bacche, foglie e semi, se ingeriti in quantità, sono in grado di provocare severe intossicazioni; così pure quelli di tante altre droghe, quali l'*Ipecacuana*, arbusto dotato di proprietà emetica ed espettorante, e la *Stricnina*, contenuta nella Fava di S. Ignazio, assai nociva per il sistema nervoso. Da tutte queste piante, infatti, si estraggono i costituenti base di Rimedi omeopatici assai preziosi per la terapia di tanti disturbi.

Infine, anche se la *Camphora*, il cui principio attivo è estratto dal legno di una pianta tropicale, è un valido stimolante respiratorio e circolatorio, e anche se la *Digitalis purpurea*, il cui composto chimico di base (la digitalina, appunto) viene estratto dalle foglie di una pianta erbacea, è un potentissimo farmaco del cuore, tuttavia entrambe le sostanze possono avere un effetto tossico se assunte a dosi eccessive; ebbene, le stesse, una volta diluite omeopaticamente, sono utilizzate, con successo e senza controindicazioni, complicanze o effetti collaterali, nella terapia omeopatica del collasso cardio-vascolare e del deficit respiratorio secondario a sindromi diarroiche acute, la prima, e nelle patologie cardiache, epatiche e prostatiche, la seconda.

Sempre in tema di terapia dei *Simili*, parliamo anche di sostanze più innocue e di utilizzo corrente: se sopore, naso chiuso, voce roca, sono sintomi che ricordano lo stato di ubriachezza, questi stessi saranno curati con piccole dosi di vino.

Infatti, tutti conosciamo l'efficacia del vino per lenire i sintomi influenzali[11] quando, con il nome di *vin brulé*, viene bevuto dopo ebollizione con la *cannella*, altra droga vegetale che regolarizza l'apparato digerente e fluidifica il catarro di gola e dei bronchi.

The e *caffè*, sostanze che nelle persone ipersensibili, o in chi ne fa uso smodato, provocano ansietà e tachicardia, diventano eccellenti Rimedi omeopatici contro questi sintomi, seppur provocati da ben altre cause.

E così, hanno efficacia, a dosi omeopatiche, l'*Oppio*, estratto dal papavero, la *Cantaride*, macerato dell'omonimo insetto, la *Sabina*, pianta arborea, e tutti i *metalli* (arsenico, argento, mercurio, oro, stagno, rame, acido nitrico, sali di potassio e molti altri).

Voglio, infine, ricordare il *Solfato di Chinino*: il suo utilizzo prolungato in varie malattie febbrili, tipo la malaria, suscitava spesso sintomi assai fastidiosi quali disturbi dell'udito, nausea e vertigini, tuttavia in Omeopatia, per il *Principio di Similitudine*, è molto efficace per curare la Sindrome di Menière, caratterizzata dagli stessi disturbi.

Più di un secolo fa Cesare Lombroso[12], eccellente neurologo e medico legale, affermava che:

"Dalla teoria cellulare all'opoterapia o sierotera-

---

11   Che sono identici alla classica "sbronza": mal di gola, raffreddore, stato di debolezza, intontimento.
12   Verona, 6 novembre 1835 -Torino, 19 ottobre 1909.

pia, nulla vi è di buono nella Scuola Ufficiale salvo l'Omeopatia".

Adolf von Behring[13], medico e batteriologo tedesco, premio Nobel per la Fisiologia e la Medicina nel 1901, il cui nome è legato anche agli studi sulla difterite, disse:

"A dispetto di qualsiasi veduta scientifica e di tutti gli esperimenti riguardanti le varie malattie infettive e il vaiolo in particolare, la scoperta di Jenner rimase nella Medicina come un blocco errante, cioè un fatto di cui non si conosce il principio reggitore e quindi destinato a restare infruttuoso, finché il biochimico pensatore Pasteur non ne riportò l'origine ad un principio che non può essere meglio caratterizzato se non dalla parola di Hahnemann: omeopatico".

Infatti, in Era Scientifica Moderna, Louis Pasteur, il famoso batteriologo, fu il primo medico che così si espresse:

"Il terreno è tutto, il batterio viene dopo",

a significare che la reazione dell'organismo, del tutto soggettiva, personale e non riproducibile, è più importante dell'invasività del germe.
Questo stesso concetto di sensibilità e di reattività individuale rappresenta il postulato fondamentale del pensiero omeopatico hahnnemaniano.

---

13   Hansdorf, 15 marzo 1854 - Marburgo, 31 marzo 1917.

Tutto ciò appartiene al passato; oggi, che significato hanno queste esperienze concrete e storicamente documentabili? Lo scetticismo della Scienza Ufficiale è duro a morire, e neanche le recentissime, e sempre più numerose, sperimentazioni cliniche e scientifiche randomizzate, cioè statisticamente valide e integralmente riproducibili, sulla efficacia dell'Omeopatia sono in grado di gettare una luce positiva sulla realtà della *Legge di Similitudine* e sulla necessità di una diluizione sempre maggiore dei farmaci se si vuole curare, a fondo e senza effetti secondari, molte delle patologie che ci affliggono.

Bibliografia

- Boyd L. J.: *Il "Simile" in Medicina*, Ed. Libreria Cortina, Verona, 2001
- Barbera M. L. : *Oltre il dissimile*, Ed. H. M. S., Milano, 2001
- De Chirico T.: *Omeopatia: guida medica ai rimedi omeopatici per la cura delle più comuni malattie*, Ed. Mnamon, Milano, 2014

Omeopatia, storia di un'intuizione

L'Omeopatia è un approccio terapeutico che "cura con il simile", ideato da un medico tedesco alla fine del Settecento; oggi è una tecnica medica sempre più diffusa grazie all'approccio olistico che la caratterizza. Parlare dell'Omeopatia è come parlare della Vita stessa; per mantenere lo stato fisio-psichico in equilibrio occorre innanzi tutto essere in equilibrio con la Natura, e l'Omeopatia, che è figlia e discepola della Natura, lo consente. La Medicina Omeopatica, infatti, fa parte delle Medicine cosiddette Naturali, poiché, nel rispetto dei cicli biologici degli esseri viventi e senzienti, ripristina la salute in modo rapido, totale, completo e dolce[14]. Tuttavia, curare con l'Omeopatia significa praticare una Medicina scientifica fatta di leggi e di metodi ben precisi e codificati, dettati dal suo fondatore, il dottor Friedrich Christian Samuel Hahnemann.

Hahnemann, chi era costui?

Nato a Meissen (Sassonia) nel 1755, Hahnemann si laureò in Medicina nel 1779 con un brillante Saggio sulla forma e funzione della mano, intesa come *trait d'union* tra pensiero e azione, dopo aver seguito il corso degli studi presso le Università di Lipsia, di

---

14   È il detto: *cito, tuto et jucunde*, proposto da Aulo Cornelio Celso, medico e chirurgo romano vissuto durante l'Impero di Augusto e Tiberio, concetto poi ripreso da Paracelso nel XVI secolo e da Hahnemann in seguito.

Vienna e di Erlanger.

Per alcuni anni praticò la professione in Germania seguendo la prassi terapeutica del suo tempo e pubblicando numerosi articoli di medicina e di chimica.

A un certo punto, accortosi dell'inadeguatezza dei metodi fino allora praticati e dell'incapacità della medicina del suo tempo di curare realmente le malattie, il suo spirito critico lo spinse a cercare nuove vie di guarigione.

Un bel giorno, disperato per l'impotenza dei farmaci a disposizione, il dottor Hahnemann cacciò i pazienti dal suo studio dicendo:

> *"Andate via, cercatevi un altro medico perché non sono più in grado di curarvi!"*.

Non era ricco; la famiglia era numerosa (11 figli!) e il continuo peregrinare alla ricerca di una sede idonea alle proprie esigenze e alla professione non aveva giovato ai suoi scarsi risparmi.

Giacché conosceva perfettamente, oltre a varie lingue europee, anche l'ebraico, l'arabo, il latino e il greco, visse allora facendo il traduttore e il bibliotecario presso i suoi benefattori.

La cultura umanistica gli fu di grande aiuto, ma la rinuncia alla pratica della medicina un grosso sacrificio.

Per sua fortuna, molti testi da tradurre parlavano di medicina, araba e orientale in particolare, e fu solo attraverso la conoscenza della Medicina dell'Antichità che riscoprì un diverso approccio dell'Uomo, più vitalistico e meno filosofico, allora poco noto al mondo occidentale.

A questo punto, dopo aver avuto una felice intuizione, con la sua mentalità analitica elaborò i nuovi concetti in modo accettabile per il suo tempo, e, in maniera originale e rivoluzionaria, coniò i principi fondamentali di una nuova teoria per la cura delle malattie, l'Omeopatia.

Sperimentare un'intuizione

Nel 1790, mentre Hahnemann traduceva dall'inglese al tedesco un trattato di Farmacologia Clinica (allora si chiamava Materia Medica) di un medico scozzese, un certo William Cullen, lesse nel testo che l'azione positiva sull'organismo della corteccia di china[15] avveniva attraverso la stimolazione dei succhi gastrici; questa, almeno, era l'interpretazione data dall'autore, il quale probabilmente confondeva l'effetto con la causa.

Hahnemann si ricordò di aver contratto la malaria da giovane medico, mentre lavorava in Transilvania, e di essersi effettivamente curato con la china ottenendo un beneficio sulle crisi ricorrenti di febbre; tuttavia questa, lungi dal fortificargli lo stomaco, gli aveva provocato una gastrite di lunga durata.

Avendo notato una contraddizione tra i due fatti, in pieno stato di salute assunse nuovamente la china a dosaggi terapeutici; tuttavia, dopo qualche giorno, con grande sorpresa, riscontrò l'insorgenza di acces-

---

15   Albero che cresce sulle pendici delle Ande, utilizzato soprattutto come efficace rimedio per la febbre malarica.

si febbrili e di sintomi che gli rammentavano la precedente malaria.

Dunque — si chiese — se l'estratto della china, che veniva utilizzata per la cura della malaria, era in grado di provocarla in un organismo sano, se ne poteva ricavare una regola: ciò che scatena una malattia in un individuo sano, può anche guarirla nel malato. Questo fu il primo postulato di una nuova strategia terapeutica.

Per avere conferma alla sua osservazione, ritenendo che ciò che era evidente con la china, rimedio di natura vegetale, avrebbe dovuto ripetersi anche per tutte le altre sostanze di natura minerale e animale, iniziò la somministrazione, a scopo sperimentale, di numerosi composti, prima su di sé e poi su amici a parenti.

Volendo, però, ridurre gli eventuali effetti nocivi, ritenne opportuno diluire progressivamente ogni sostanza, sottoponendo ogni volta la soluzione così ottenuta a un procedimento di agitazione manuale detto "succussione", che in seguito prenderà il nome di "dinamizzazione".

Si accorse così che, in questo modo, le sostanze somministrate nell'individuo sano non solo perdevano la loro intrinseca tossicità (nel caso specifico, la gastrite), ma sviluppavano anche un diverso potere terapeutico; guarivano, cioè, non solo i sintomi provocati dalle stesse sostanze assunte a dosaggio ponderale (fase della intossicazione accidentale) ma anche quelli osservati dopo la loro somministrazione volontaria (fase sperimentale vera e propria).

In altri termini, la corteccia di china a dosaggio farmacologico curava la malaria provocando però disturbi allo stomaco; tuttavia, una volta diluita, non solo controllava i sintomi della febbre intermittente ma era anche in grado di guarire l'eventuale gastrite di qualunque natura e grado.

Pertanto, definì questi prodotti con il nome di Rimedi, e non farmaci, in quanto dotati solo di potere terapeutico e non tossico.

Altro esempio: l'estratto alcolico diluito dell'intera pianta in fiore della Belladonna, una solanacea dell'habitat mediterraneo, guariva non solo il quadro clinico provocato dalla ingestione occasionale delle bacche ricche di atropina (febbre, sudorazione profusa, senso di prostrazione, rossore al viso, secrezione abbondante di muco da naso e gola), ma anche gli stessi sintomi provocati da altre cause di evidenza quotidiana (traumi, insolazione, infezioni varie, ecc).

Elaborò così il postulato dell'Omeopatia:

"Le sostanze che provocano le malattie in un individuo sano, sono anche in grado di curarle nel malato."

L'efficacia della cura dipende dal dosaggio, o meglio dalla diluizione: a diluizioni molto basse i Rimedi inducono nella persona sana dei sintomi di breve durata e reversibili, mentre, quanto più la sostanza medicamentosa è diluita, tanto più sviluppa, nel soggetto malato, i suoi effetti curativi.

In seguito osservò che, aumentando ulteriormente la diluizione del Rimedio, si possono evidenziare altre proprietà terapeutiche di efficacia più profonda e più duratura, ad esempio su altri organi e apparati fino ai disturbi del comportamento.

Nasce ufficialmente l'Omeopatia

A questo punto, Hahnemann pronuncia il suo famoso assioma: *Similia Similibus Curentur*, cioè: *"si curino le malattie con le stesse sostanze che sono in grado di provocarle"*.

Ad esempio, se l'ingestione occasionale di bacche di Belladonna procura una congestione vascolare, la stessa richiederà il rimedio omeopatico a base di Belladonna.

Quest'affermazione si contrappone all'Allopatia, secondo la quale farmaci contrari s'impiegheranno per sintomi contrari; così, in caso di febbre si somministrerà un antipiretico, in caso di spasmi viscerali un antispastico, e così via.

Gli enunciati dell'Omeopatia

I principi fondamentali su cui si basa l'Omeopatia, sono quattro:

> 1) similitudine tra i sintomi del soggetto malato e quelli desunti dalla sperimentazione (oppure dalla intossicazione accidentale o volontaria) del Rimedio sull'uomo sano;

2) diluizione, che può essere in scala decimale (9 parti di solvente e 1 parte di sostanza) oppure centesimale (99 parti di solvente e 1 di sostanza), attraverso la quale vengono evidenziate, oltre che potenziate, le capacità curative del Rimedio. L'azione avviene a un livello energetico molto complesso. Non dobbiamo dimenticare che gli ormoni e molti prodotti fisiologici secreti dall'organismo, quali la melatonina, la serotonina, i coenzimi, le frazioni immunologiche, tipo le citochine, e gli antinfiammatori naturali, come le prostaglandine, agiscono in diluizione molecolare, e precisamente in nano, pico e femto grammi. Ad esempio, la diluizione 4 CH corrisponde a 4 nanogrammi, cioè a un miliardesimo di grammo per dl;

3) succussione/dinamizzazione, cioè lo scuotimento per 100 volte della soluzione ottenuta, quasi a risvegliarne i poteri nascosti. Il procedimento si chiama anche "potentizzazione" del Rimedio.
Oggi viene meglio definitivo con la sigla SKA, cioè Sequential Kinetics Attivation, e corrisponde ai fenomeni di "coerenza spaziale" (organizzazione armonica e sequenziale) dei dipoli elettrici della molecola dell'acqua, che favoriscono una coerente trasmissione del segnale;

4) sperimentazione nell'uomo sano dei Rimedi diluiti e dinamizzati.

Per conoscere l'effetto diretto sugli organi ci si avvale anche dei risultati ottenuti nella pratica clinica, oppure della descrizione degli effetti nocivi delle sostanze, così come evidenziato nelle intossicazioni acute e croniche, volontarie o accidentali, riportate nella Letteratura medica mondiale.

Tutti i concetti, e i risultati delle sue esperienze, sono magistralmente espressi da Hahanemann nel suo libro "*l'Organon dell'Arte del guarire*", pubblicato nel 1810.

Leggendo attentamente questo testo, appare subito evidente che, nonostante taluni pareri contrari, l'Omeopatia appare invece come una vera e propria Scienza Medica, un metodo terapeutico basato su rigorosi schemi procedurali.

Non poteva essere altrimenti, poiché Hahnemann era un vero scienziato, figlio dell'Illuminismo del XVIII secolo, coerente alla realtà dei fatti e non certo incline alla fantasia, assai preciso nella descrizione del metodo, e pignolo nell'esposizione della casistica e dei risultati delle sue ricerche.

La conferma nel tempo

Da due secoli i principi e i successi dell'Omeopatia sono rimasti immutati, e questo conferma la validità del metodo nonostante le critiche e le derisioni che, da sempre, ne hanno accompagnato il cammino.

Altrettanto non può dirsi dell'attuale tecnologia farmacologica, che, periodicamente, produce medicinali di sintesi spesso inefficaci, se non addirittura tossici, tanto da essere ritirati, anche a breve distanza di tempo, proprio per il riscontro di gravi effetti collaterali, spesso non rilevati nella fase di sperimentazione clinica che precede la vendita del prodotto, ma assai evidenti nel corso della successiva pratica quotidiana.

Che cos'è dunque l'Omeopatia?

Innanzi tutto occorre affermare che é la prima e unica Scienza completa dell'Uomo, perché considera sullo stesso piano tutte le sue espressioni: emotive, morali, intellettuali, funzionali e somatiche.

È *Medicina Olistica* perché cura l'uomo in tutte le sue perturbazioni fisiche e spirituali.

È *Medicina personalizzata*, com'era desiderio ai tempi di Hahnemann e com'è attualmente.

È *Medicina Naturale*, perché ripristina l'equilibrio con il Cosmo in tutti i suoi eventi biologici, utilizzando sostanze che provengono dai tre Regni della Natura.

È *Regola di Vita*, perché mette l'Uomo in condizione di rispettare il Creato iniziando proprio da se stesso, dalle sue fisiologiche funzioni fino alle più elevate possibilità trascendentali; in tal modo, nel confronto con il Creato e con Dio, l'Uomo si riconosce come umile partecipe degli eventi cosmici

In conclusione: vivere secondo un ordine morale e biologico, vuol dire vivere sano.

L'Omeopatia coordina l'equilibrio tra la salute dell'individuo e il mondo circostante, intervenendo dolcemente in tutti i disturbi della sua sfera somato-psichica.

Questo è quello che Hahnemann ritiene debba essere la vera Medicina: *Scienza e Arte del Guarire*.

Osservazioni sulla Teoria dei Miasmi delle malattie croniche

Commento alla dottrina omeopatica di Hahnemann

La Teoria dei Miasmi, esposta da S. C. F. Hahnemann (Meissen, 10 aprile 1755 - Parigi, 2 luglio 1843) nel *Trattato delle Malattie Croniche* (1828), dopo le sue principali opere sull'Omeopatia (l'*Organon dell'Arte del guarire*, 1810), e la *Materia Medica Pura*, 1811), ha indubbiamente un grande fascino.

L'Autore, nella sua intuizione fertile, forse non immaginava che tale teoria, nuova per quel tempo, fosse addirittura vecchia quanto il mondo; tuttavia la sua esposizione dei concetti non poteva che essere consona al linguaggio del mondo contemporaneo. Infatti, leggendo il *Trattato delle Malattie Croniche. Loro causa e cura*[16], pubblicato per la prima volta nel 1828 in 5 volumi a Dresda presso l'editore Arnold, non possiamo limitarci alla superficie, cioè ammettere che la causa della *Psora* (1° Miasma) sia il prolungato contatto con *l'acaro della scabbia*, quella della *Sifilide* (2° Miasma) il contagio con il *Treponema Pallidum*, e quella della *Sicosi* (3° Miasma) l'infezione blenorragica dovuta al batterio *Neisseria Gonorrhoeae*.

In parole povere, il concetto di contagio è un pretesto, poiché deve necessariamente preesistere una recettività; *l'acaro*, il *Treponema* e la *Neisseria* (e con essi tutti i parassiti, i funghi, i virus e i batteri) vengono dopo, e solo quando il terreno è predisposto a rice-

---

16   S F. C. Hahnemann: *Le Malattie Croniche*, Ed. Anima, Milano, 2008.

verli favorendone la simbiosi con l'organismo.
Hahnemann, che era un genio, non poteva comportarsi, e scrivere di conseguenza, da scienziato superficiale.

Doveva, purtroppo, essere sintetico nell'esposizione dei suoi principi e comprensibile nella descrizione, data la mentalità del suo tempo.

A questo punto, sorge spontanea una prima osservazione: perché mettere all'origine della Psora, come Miasma di base, una malattia della pelle, e all'origine della Sifilide e della Sicosi (manifestazioni reattive alla prima), le malattie veneree?
Questa è la possibile spiegazione.

La Psora, secondo le sue intenzioni, deve essere vista e toccata, deve deturpare l'individuo e isolarlo dalla società perche è brutta, perché il soggetto è contagiato e contagiante; è malato perché un morbo gli si è appiccicato addosso, e tutti devono osservarlo e rendersene conto.

Solo quando l'uomo si vergogna e reprime, o meglio, sopprime le sue manifestazioni con qualunque mezzo per bloccare l'evoluzione verso l'esterno, allora la malattia si approfondirà radicandosi.

È la vergogna di Adamo ed Eva che si coprono (prima erano nudi e non lo sapevano) dopo il Peccato Originale.

Così, la Psora è la mancanza di Fede in Giacobbe[17] che si riempie di pustole, e lui si vergogna, tanto che

---

17   La ricerca dei suoi sintomi nel Repertorio di Kent, ci dà le seguenti voci: despair religious, pag. 36, religious affections, pag. 71, anxiety salvation, pag. 8, forsaken feeling, pag. 49: il rimedio che a maggior grado copre questi sintomi è Lachesis, il veleno di un serpente.

il suo pentimento lo farà guarire[18].

Pertanto, siamo alla presenza di una Legge naturale e biologica insita nella natura umana, e pertanto indipendente dagli agenti esterni: parassiti, batteri, funghi, virus o quant'altro.

La *Psora* è qualcosa di talmente profondo che impregna tutta l'umanità dall'origine della sua evoluzione; solo l'apparenza esterna (affezione cutanea[19]) ci può dare il vero significato e il valore quantitativo della carenza di equilibrio.

Distinguiamo, così, la *Psora primaria*, di base, da quella *secondaria*, che comprende la *Psora soppressa* (o *rientrata*; sono le affezioni interne a evoluzione cronica e recidivante), la *Psora latente* (che aspetta una causa scatenante: atmosferica, emotiva, batterica, ecc.) per manifestarsi, la *Psora evidente* (quando è in fase evolutiva, dichiarata e manifesta) e la *Psora prorompente*, il cui decorso è improvviso, imprevedibile, acuto, e violento.

Attenzione; non dobbiamo confondere la "malattia psorica" con tutte le sequele di eliminazione (o drenaggio), le quali rappresentano i fisiologici meccanismi di pulizia (e di autotutela) utili a neutralizzare

---

18   La sua guarigione avviene in modo omeopatico ("il ritrovo della Fede perduta"), e secondo la Legge di Hering: dall'alto al basso, dall'interno all'esterno, e secondo l'ordine cronologico inverso di apparizione.
19   È il Tae Yang della Medicina Tradizionale Cinese, che corrisponde all'Energia dei Meridiani di Intestino Tenue e della Vescica Urinaria (Elementi Fuoco e Acqua); è quella che presiede alla nutrizione, all'assimilazione e all'escrezione. In pratica, rispecchia tutto il ciclo biologico vitale dell'organismo. Quando questo è compromesso, lo squilibrio si rende evidente all'esterno. La pelle è lo specchio dell'integrità del corpo.

e rimuovere le tossine, al fine di ricuperare il precedente equilibrio energetico, già compromesso.

Si tratta, in questo caso, di semplici e naturali sintomi esonerativi, espressione di purificazione, che caratterizzano lo sforzo con cui si difende la *Dynamis*, o *Forza Vitale* dell'organismo.

Queste manifestazioni non devono essere confuse con uno stato di malattia, e, pertanto, non devono essere soppresse con qualunque trattamento.

"Wait and See", *"aspetta e osserva"*, diceva il grande omeopata nordamericano J. T. Kent[20].

La vera *Psora*, invece, preesiste a tutte le malattie, le preforma, le condiziona, e le dirige nelle varie fasi evolutive.

In conclusione, la prima considerazione sulla *Psora* è questa: la *Psora* è uno stato di malattia latente e necessaria, cioè, biologicamente normale, poiché radicata nella normale evoluzione umana, e animale in generale.

Può essere il "Peccato Originale", nel senso di stato di perenne disequilibrio fisiologico *a priori*, predeterminato e obbligatorio (è impossibile eliminarlo), e pertanto rispondente alle leggi di Natura; questo stato, partendo da un primitivo privilegio (il Paradiso Terrestre), dopo una situazione favorevole di "grazia" (il Perdono Divino), si trova ad affrontare, impreparato, ogni nuova avversità per potersi riscattare agli occhi di Dio.

Non bastano il pentimento e il perdono; occorrono le "buone azioni", da attuare all'infinito.

---

20   Woodhull, 31 marzo 1849 - Stevensville, 5 giugno 1916.

La seconda osservazione riguarda gli altri due Miasmi, *Sifilide* e *Sicosi*.

Non a caso Hahnemann ha descritto due affezioni veneree.

Perché?

Si parla di "contagio impuro".

Il contagio avviene per via sessuale.

Specifichiamo i termini: sesso è vitalità, è creatività intellettuale e biologica, pertanto è *libido*. Se ben coordinato è creativo, se mal finalizzato è distruttivo.

Non esiste morale se non nell'intenzione di chi esercita il sesso; è morale tutto ciò che è costruttivo e positivo, immorale tutto ciò che è fine a se stesso, pertanto improduttivo, non finalizzato a uno scopo, legato solo al gusto del "piacere".

Nel XVIII secolo non si respirava aria sessuofobica, né l'educazione si basava sul concetto di *pruderie*[21], e Hahnemann non era così superficiale nei giudizi o bacchettone riguardo l'etica corrente[22], né aveva una personalità introspettiva come quella di S. Freud, il quale spiegava tutto il comportamento umano in funzione della sessualità. Hahnemann era un pro-

---

21   In questo secolo, quello di Giacomo Casanova, tanto per intenderci, i "costumi" erano abbastanza disinvolti.

22   Rimasto vedovo nel 1835, all'età di ottant'anni circa, dopo aver avuto un lungo matrimonio da cui nacquero undici figli, Hahnemann si risposò con una sua paziente parigina, Marie Melanie d'Hervilly, più giovane di lui di circa cinquant'anni. Entrambi poi andarono a vivere nella sua casa di Parigi, dove il Maestro ebbe onori, stima e successo. Per quanto fosse morigerato e onesto, non disdegnava né la buona cucina tedesca (e poi quella francese) né qualche boccale di birra. Inoltre, apprezzava molto il tabacco, che fumava con la pipa. Diciamo che era "un uomo del suo tempo", e che non rifiutava, né criticava più di tanto, le abitudini voluttuarie.

fondo conoscitore dell'animo umano e della storia delle civiltà politiche, sociali, filosofiche e religiose. Grande importanza, nell'antichità, era stata data al sesso dalle grandi civiltà: indiana, persiana, cinese, greca, romana, ebraica, e araba. La fonte della vita era il sesso; tutto quanto veniva espresso "in cattivo modo" dal sesso (nelle intenzioni e negli effetti) era un contagio "impuro", e pertanto passibile di malattie che poi venivano trasmesse, da persona a persona e da padre in figlio.

Ecco dove nasce il concetto di *Miasma*, prima psorico, e poi sifilitico e sicotico.

L'espressione del sesso interpretava e modulava la *libido*, che è manifestazione della spinta costruttiva ed evolutiva della *Dynamis*.

Anche in questo caso, il Miasma psorico preesiste e genera le sue reazioni: una distruttiva, come l'evoluzione sifilitica (caratterizzata da ulcerazioni), e l'altra costruttiva, come il decorso della blenoraggia (caratterizzata da proliferazioni, quali tumori, verruche e condilomi).

È necessario uscire da questa dimensione organicista.

Hahanemann doveva purtroppo esprimersi con i termini del suo tempo fino alla prolissità, con parole chiare a tutti e con simbolismi ben comprensibili a ogni livello culturale; però, non poteva neanche contraddirsi, prima negando il ruolo dell'agente esterno infettante[23], e poi riaffermarlo come causa unica dei Miasmi.

---

23   Anche lui, nato molto prima di Louis Pasteur, ripeteva: *"il terreno è tutto, i batteri vengono dopo"*.

In definitiva, la *Sifilide* e la *Sicosi* sono già dentro all'organismo, con cui convivono; sono due espressioni distinte della *Psora*, due modalità evolutive, di carattere opposto, della risposta psorica agli agenti esterni o interni.

Preesistono e convivono nell'organismo in uno stato di potenzialità latente, sempre pronta a esplodere all'esterno e a rendersi evidente.

I tre Miasmi sono un po' come la *Trimurti* (la "Triade Divina") della religione Vedica: *Brahma* sorveglia, sovraintende e controlla il Creato (è la *Psora*), *Shiva* distrugge tutto quando necessario (è la *Sifilide*), e *Visnù* ricostruisce, ricrea la vita su nuove basi (è la *Sicosi*).

E così pure, nel Taoismo, esiste la Legge dello INN e dello YANG, con tutte le sue sfumature intermedie.

Anche nel Cristianesimo abbiamo il Triangolo: Dio, Cristo e Spirito Santo.

Lo studio comparato delle religioni offre tanti spunti interessanti a questa tesi[24].

Diciamo che sulla terra non esiste nulla di nuovo; le vecchie tradizioni si ripetono all'infinito come un mantra.

Ogni popolo, in qualunque tempo della storia, vive e trasmette, con la propria religione e il proprio linguaggio, le stesse esperienze di vita, perché queste nascono da radici comuni, cosmiche e spirituali.

Ecco, allora, un'altra definizione della realtà degli organismi viventi:

---

24   Vedi i libri di C. Santoro: *Etnomedicina e Religione*, Cavinato Editore, Brescia, 2015, e di R. Panikkar: *L'esperienza di Dio*, Editrice Queriniana, Brescia, 2002.

- la *Sicosi* è l'eccesso di accettazione, l'eccesso di risposta rivolto all'esterno, distruttiva e costruttiva al tempo stesso, ma omogenea; è in linea con il carattere esuberante di chi la esprime;
- -la *Sifilide* è la mancanza di accettazione, la mancanza di risposta, o meglio, la risposta eccessiva, distruttiva e costruttiva al tempo stesso, ma rivolta all'interno per eccesso di barriere esterne; è endogena a chi la esprime.

La fragile e inutile barriera del sicotico, che non riesce a controllarsi, si contrappone alla permanente durezza del sifilitico, che non sa reagire.

Entrambi sono vulnerabili, l'uno all'esterno per eccesso di risposta, l'altro all'interno per difetto di risposta.

Entrambi si difendono dagli insulti: il sicotico all'esterno, il sifilitico all'interno.

Entrambi possono creare o distruggere: l'uno all'esterno, l'altro all'interno.

Tuttavia, non esiste una netta divisione tra i Miasmi, così come descritto; c'è tanta *Sicosi* nella *Sifilide* quanta *Sifilide* nella *Sicosi*.

Così, la persona allergica, che è di Miasma psoro-sifilitico, reagirà in modo sicotico all'esterno (svilupperà orticaria, asma, ecc), mentre l'uomo d'affari, che è un sicotico, reagirà in modo sifilitico all'interno (sarà affetta da colite, ulcera gastrica, ipertensione, ecc).

I Miasmi sono imbricati, e ciò che conta è la risposta dinamica ed evolutiva, che può essere più sifilitica oppure più sicotica.

Ma, c'è di più; data la prevalenza statistica dei sintomi sifilitici, è probabile che la *Sicosi* non esista come Miasma distinto, ma possa esistere solo come risposta del Miasma sifilitico, come un momento reattivo della *Sifilide*, e questa stessa, a sua volta, come momento reattivo della *Psora*. È come una bilancia che sta trovando il suo equilibrio.

Ad esempio, l'organismo subisce un trauma fisico per "vulnerabilità psorica", ma subito reagisce in "modo sifilitico" (è lo *stupor*, l'iniziale mancanza di risposta).

A questo punto si rompono i vasi cutanei e si formano emorragie. Subito dopo, l'organismo reagisce fabbricando un vallo difensivo, (reazione sicotica) contro l'agente traumatizzante per limitarne l'invasione con il richiamo di elementi cellulari a funzione immunologica di difesa e di riparazione, con sierosità e tendenza alla cicatrizzazione, a volte ipertrofica.

In realtà, il vero cardine della teoria dei Miasmi Cronici di Hahnemann è proprio la *Dynamis*, o *Forza Vitale*.

Un suo progressivo decadimento evidenzia la *Psora*, inizialmente *latente* o *mascherata* o *silente*, ma poi, subito dopo, *manifesta*.

La successiva "reazione psorica" può essere in difetto (*Sifilide*) oppure in eccesso (*Sicosi*).

L'equilibrio non è permanente ma dinamico; le varie fasi si possono alternare, e noi possiamo rendere evidente l'una o l'altra secondo il momento in cui l'osserviamo, proprio come la bilancia durante la sua oscillazione.

Se l'evoluzione della difesa psorica è in prevalenza

ipercostruttiva, saremo in presenza di *Sicosi concla-mata*, non frenata dalla *Sifilide*; viceversa per la reazione prevalentemente distruttiva.

L'una deve modulare, creare o frenare l'altra.

Arriviamo così alla *Teoria cellulare* esposta da Rudolf Ludwig Karl Virchow[25] nel 1858: *"omnis cellula e cellula"*, cioè, "ogni cellula deriva da un'altra" per la sua capacità strutturale di riprodursi (*mitosi*[26], che è la *reazione sicotica*) ma ha anche il potere di autodistruggersi (*apoptosi*[27], che è la *reazione sifilitica*).

Oggi, questi criteri sono ben noti ai biologi, e soprattutto a chi lavora in campo oncologico; infatti, la cellula tumorale, anarchica e indipendente nella sua evoluzione, è l'esempio classico delle potenzialità offerte dalla Natura. Per questo, la nuova ricerca sui farmaci antitumorali si basa proprio sullo studio delle capacità riproduttive (*angiogenesi*) o distruttive (*apoptosi*) delle cellule neoplastiche.

È, pertanto, assai probabile che la *Sicosi* non sia un

---

25   L'illustre patologo medico, nato in Polonia il 13 ottobre 1821, e deceduto a Berlino il 5 settembre 1902, fu candidato al Premio Nobel per la Medicina nel 1902, ma, essendo deceduto prima, il Premio non gli fu più conferito.
26   È il processo riproduttivo naturale delle cellule. Da una se ne creano due, e così via in modo esponenziale. Non procede all'infinito solo perché è dotata di meccanismi di autocontrollo, i quali la bloccano in tempo. Purtroppo, alcune cellule non rispondono a questa legge: sono le cellule tumorali, anarchiche e imprevedibili, in preda a una follia paranoica e incontrollabile (è la classica *reazione sicotica*, spinta al massimo delle sue potenzialità).
27   È la morte cellulare programmata, già insita nel codice genetico di ciascun individuo. L'uomo (e così la Natura, fatta di materia) non è immortale, e non lo sarà mai.

Miasma a caratteristiche ben definite, bensì un'ulteriore modalità difensiva della *Sifilide*; infatti, tutte le risposte degli organismi viventi dopo un certo tempo si esauriscono e mettono in luce la *Sifilide* di fondo, quale prevalente risposta psorica.

Si tratta, molto più semplicemente, dell'applicazione della Legge orientale del TAO, dei movimenti dello INN e dello YANG; entrambi s'integrano, si equilibrano e si generano a vicenda.

La prevalenza dell'uno o dell'altro movimento genera le malattie energetiche, ma alla radice di tutto sta la mancanza dell'equilibrio INN-YANG, cioè l'instabilità della *Forza Vitale*, che caratterizza la *Psora*.

Anche nella dinamica del rimedio omeopatico esiste la fase "di pieno", di attività, di movimento, di esaltazione (fase YANG), e la fase di "vuoto", di esaurimento, di stasi, d'introspezione (fase INN).

Ecco perché è difficile entrare nello spirito del rimedio omeopatico; ecco perché tutti i rimedi più importanti (i cosiddetti "policresti") sono aggravati o migliorati (cioè "modalizzati", così come appare nel corso della "repertorizzaione") dalle stesse cose o situazioni, in quanto presentano, nell'unitarietà della sostanza farmacologica (è il "genio del rimedio"), un aspetto contradditorio e antitetico, quasi in un costante e alternante succedersi del confronto dialettico miasmatico interno.

Ad esempio, il soggetto *Natrum Muriaticum* è molto aggravato, ma anche migliorato, dal clima marino.

La differenza sta nel "momento vitale" vissuto dal paziente quando si trova in riva al mare; alla *Psora* di base può reagire in modo sicotico, oppure sifilitico, secondo lo stato della sua *Dynamis* in quel preciso periodo.

Le scoperte delle Leggi della chimica e della fisica, nel corso degli ultimi cento anni, possono confermare questo equilibrio energetico instabile, e sono convinto che Hahnemann oggi potrebbe rivalutare la sua Teoria dei Miasmi Cronici sotto una luce non più organicista ma energetica, secondo leggi universali.

Basti pensare a quali conclusioni dottrinarie e speculative può portarci l'equazione di A. Einstein[28]:

$$e = \mu v \ 2.^{29}$$

In questa reazione può essere condensata tutta la realtà dell'Universo nel suo continuo divenire; basta sostituire = con $\Leftrightarrow$.
I due termini della reazione sono modulati dalla *Forza Vitale* hahnemanniana che permea Materia e Spirito, mantenendoli nel giusto equilibrio.
Il catalizzatore della reazione, specifico per ciascun sistema o essere vivente, è il *simillimum* hanemanniano.

Quando la *Forza Vitale* s'indebolisce, si rompe l'equilibrio del sistema, e si manifestano le alterazioni organiche o funzionali, cioè le malattie, che solo il *simil-*

---

28   Ulm, 14 marzo 1879 - Princeton, 18 aprile 1955.
29   ε è l'Energia, movimento, vitalità, creatività, evoluzione, mentalismo (YANG), e μ rappresenta la Materia, immobilismo, morbilità, introspezione, corporeità (INN).

limum è in grado di controllare.

Questa reazione si chiama "manifestazione della *Psora*": è lo squilibrio permanente, è la costante tensione tra Materia e Spirito, è il vacillare permanente, per l'eternità, tra un termine e l'altro, è la *suscettibilità morbosa kentiana* in quanto "debolezza psorica primaria".

Questa sofferenza eterna è (forse) il risultato del Peccato Originale; all'inizio non c'era Materia ma solo Energia Pura e assoluta. Con la condensazione dell'Energia, la Materia ha preso forme sempre più differenziate ed evidenti fino all'equilibrio permanente. L'Energia tende a diventare Materia, e questa, dopo la "morte fisica", a ritornare Energia.

Nulla si crea, nulla si distrugge, ma tutto si trasforma; è il *"panta rei"* del filosofo greco Eraclito.

Non ci sarà mai la Materia Pura Assoluta, come non ci sarà mai l'Energia Pura Assoluta; questo è il vero "Dramma dell'Uomo"[30].

Riprendendo il tema delle manifestazioni reattive della *Psora,* quello che conta è l'atteggiamento miasmatico, il Miasma dominante in quel momento (ma non solo in quello) del soggetto. Questo Miasma modula le sue reazioni e s'irrigidisce creando lesioni organiche quando non viene modificato, vuoi spontaneamente vuoi con opportuno trattamento (*simillimum*).

A questo punto è necessario approfondire l'anamnesi

---

30   Vedi i processi di antropogenesi descritti da M. Heindel in: *Cosmogonia dei Rosacroce,* Ed. Jupiter, San Benedetto-Pisa,1991.

omeopatica anche a ritroso, risalendo all'infanzia del paziente, oppure analizzando gli aspetti meno appariscenti dello stesso, come tutte le sue attività automatiche di cui, apparentemente, non si rende conto (respirare, mangiare, bere, dormire), perché proprio nei piccoli atteggiamenti della vita quotidiana compare come un *leit motiv* in sordina (è la cosiddetta *biopatografia omeopatica*), in modo puro e spontaneo, non modificato da fattori sociali (quale la morale, l'educazione, le abitudini o lo stile di vita), l'espressione miasmatica reattiva.

Tutto ciò non costituisce novità poiché è stato già suggerito da Hahnemann nell'*Organon dell'Arte del guarire* (1810), e nel *Trattato delle Malattie Croniche* (1828).

Considerazioni del prof. Alfonso Masi Elizalde

Parlare del professor A. M. Elizalde[31] significa coordinare tutta la Filosofia Omeopatica in un binario a senso unico, che parte da Hahnemann passando per James Tyler Kent e Nilmani Ghatak, fino ad arrivare ai contemporanei (Rajan Sankaran, Jan Scholten ed altri).

L'essenza dell'Omeopatia sta nella Teoria dei Miasmi Cronici: il concetto di Simile (*Similia Similibus Curentur*), l'uso delle dosi infinitesimali, la sperimentazione dei rimedi sull'uomo sano, sono solo i metodi di applicazione della Medicina Omeopatica, così come espressi nell'*Organon* di Hahanemann.

Quali e quanti sono i Miasmi? Hahnemann per primo ha parlato di *Psora, Sicosi* e *Sifilide*, colorando con un termine clinico, appartenente alla semeiotica medica classica, una realtà che pesca nella profondità dell'essere vivente; termine con il quale il Maestro esprime in modo simbolico le possibili manifestazioni delle pulsioni umane.

Dice Hahnemann nel suo Trattato delle Malattie Croniche[32].

---

31   Buenos Aires, 23 ottobre 1932 - Buenos Aires, 23 luglio 2003.
32   La Teoria dei Miasmi Cronici è stata recentemente rivisitata dal medico indiano R. Sankaran, il quale, oltre a ribadire il pensiero di Hahnemann e di Kent, perfezionandone l'interpretazione, ha anche introdotto nuovi Miasmi: oltre a quello *Tubercolinico* e *Cancerinico*, già noti, ha aggiunto, il *Miasma Acuto*, il *Tifoide (subacuto)*, il *Dermatomicotico*, il *Malarico*, e quello *Lebbroso*. Ciò sta a indicare che la Teoria dei Miasmi, aperta da Hahnemann, è destinata ad avere lunga vita e ad essere continuamente discussa e rielaborata. Al Maestro resta,

"La più antica, la più diffusa, la più distruttiva e tuttavia la più misconosciuta di tutte le malattie croniche miasmatiche è la Psora".

J. T. Kent, nella XVIII Lezione di Filosofia Omeopatica, afferma che la *Psora* è la "suscettibilità morbosa". Questo vuol dire che ci ammaliamo perché abbiamo la tendenza ad ammalarci.

Infatti, la vulnerabilità è insita nella stessa natura vivente, in quanto siamo esseri umani, mortali, fallaci e fragili.

È la *Psora*; questa è un retaggio che non può essere annullato, ma solo messo "a riposo" e controllato con una corretta terapia omeopatica.

Esistono la *Psora Primaria* e la *Psora secondaria*, la quale, a sua volta, può essere *latente, manifesta* o *conclamata*.

Com'è possibile riconoscere la *Psora*?

Esistono due "nuclei psorici", tanto nel paziente quanto nel rimedio che gli corrisponde, che lo rappresenta e che lo cura:

- il "nucleo psorico primario" è il sottofondo di sofferenze non motivate, è la base di malesseri molteplici senza una causa apparente;
- il "nucleo psorico secondario", invece, è la fase reattiva piena d'incertezze e apprensioni.

---

però, il merito di aver definito per primo il concetto di Miasma; egli ha aperto una strada che può portare a imprevedibili sviluppi futuri sia nella visione "spirituale" delle malattie, sia nell'efficacia della loro cura con i rimedi omeopatici.

In senso metafisico, il "nucleo psorico primario" è la consapevolezza di aver perso l'appoggio di Dio, e rappresenta lo sforzo per riacquistarne Amore e Fiducia.

Il "nucleo "psorico secondario", invece, è l'insieme, e il risultato, delle pulsioni mentali e affettive che scaturiscono da questa incertezza, però motivate e indirizzate verso un oggetto specifico, quasi si trattasse di una modalità per aggirare il "nucleo primario" e per renderlo più spiegabile alla coscienza, e, di conseguenza, più accettabile al Sé.

Ad esempio: l'ansia non modalizzata è sintomo "psorico primario", mentre l'ansia per i familiari, oppure prima di un appuntamento, esprime il "nucleo psorico secondario".

Il meccanismo messo in opera dalla psiche consente il passaggio dall'inconscio (*Psora Primaria*) al conscio (*Psora secondaria*) al fine di dare una spiegazione logica all'ansia.

Ciò, a quanto pare, rassicura molto il soggetto.

Sarà, poi, compito del medico omeopata interpretare questo meccanismo mentale difensivo, e, di conseguenza, correggerlo con un trattamento "omeopsorico".

La *Psora*, a questo punto, una volta resasi *manifesta*, nel tentativo di difendere l'organismo, mette in moto dei meccanismi reattivi.

Questi possono essere diretti verso l'interno del soggetto con la costruzione di eccessive barriere tra il proprio Sé e il mondo esterno. In tal modo il paziente si racchiude in sé, perde progressivamente ogni istinto di affettività e la volontà di reagire, e va verso la disgregazione, l'autodistruzione. Si realizza così il Miasma *Sifilide*.

La reazione può anche essere diretta verso l'esterno, può essere eccessiva, manifestarsi in modo sproporzionato. Il paziente sarà sospettoso, dubbioso, violento, dominatore, collerico, e la lotta con l'oggetto disturbante terminerà con la distruzione di quest'ultimo. È il Miasma *Sicosi*.

Questi, in sintesi, i concetti base della Dottrina Omeopatica così come sono stati esposti dal professor A. M. Elizalde.

Come lo studio della Materia Medica Omeopatica è indirizzato all'individuazione del "nucleo psorico primario" e dei "temi reattivi", così l'analisi del paziente è indirizzata alla comprensione di *"ciò che è degno di essere curato in lui"*[33], e pertanto del suo nucleo profondo di sofferenza, di cui le manifestazioni organiche sono l'epifenomeno.

Questo studio della Dottrina e della Filosofia omeopatica è assai affascinante. L'Autore, che ha sposato le teorie tomistiche per spiegare la dinamica mentale, ritiene che "l'intelletto" e la "volontà" di Kent siano due espressioni mentali degne di essere prese in considerazione contemporaneamente e in stretta relazione tra di loro.

In effetti, anche il Padre della Chiesa, teologo e filo-

---

33   Questa è un'affermazione del dottor P. T. Paschero (1904- 1986) illustre rappresentante dell'Omeopatia argentina. Famosa è stata la Scuola di Napoli LUIMO, di cui fu fondatore, coordinatore e insegnante, insieme al prof. A. Negro (1908-2010), alla dr.ssa A. R. Rocco e al medico messicano P. S. Ortega (1919-2005).

sofo Scolastico San Tommaso[34], dopo averli definiti con questi termini: *"alma intellettiva* e *alma sensitiva"*, allude alla possibilità di dipendenza l'uno dall'altra.

In entrambe le interpretazioni, l'una (l'intelletto) dirige e coordina l'altra (la volontà); le azioni, generate dall'intelletto, sono dirette a ottenere ciò che si vuole, e si vuole ciò che si conosce.

Al "buon pensare" fa seguito il "buon volere" affinché il risultato sia in equilibrio con le Leggi di Natura.

Quando c'è dissociazione tra i due termini, nascono i conflitti psorici, cioè le malattie.

Può sembrare una visione parziale, adattabile solo al pensiero occidentale, cristiano e cattolico, ma in realtà ciò che conta è il metodo deduttivo e interpretativo dei meccanismi mentali.

Ancora: il trattamento omeopatico può essere "apsorico[35]" oppure "omeopatico" (acuto o cronico, sintomatico o causale, superficiale o profondo).
Tuttavia, solo un idoneo trattamento "omeopsorico"[36]

---

34   Roccasecca, 1225 - Fossanova, 7 marzo 1274.
35   Con questo termine ci si riferisce non solo all'Allopatia, cioè alla Medicina degli opposti, la Medicina tradizionale e ufficiale che cura solo il sintomo, ma anche a quel tipo di "Omeopatia superficiale", in cui la terapia non tiene in alcun conto della complessa personalità e del Miasma del soggetto, ma solo l'organo ammalato: è l'Omeopatia "allopatizzata", prescritta solo su criteri organicistici e non finalistici. Qui il concetto di similitudine è applicato solo parzialmente, per praticità d'intervento o per ignoranza dei concetti base dell'Omeopatia.
36   Attuato seguendo i veri criteri dell'Omeopatia, dalla Legge di Similitudine alla Teoria dei Miasmi Cronici.

può mettere a tacere la *Psora* sedando i conflitti del paziente, e modulando le reazioni sicotiche e sifilitiche.

Questa è proprio la funzione del *simillimum*[37] quando viene somministrato in giusta dose e potenza[38]. Ogni paziente ha il suo *range* di dinamizzazione cui è particolarmente sensibile. Solo modulando, in senso ascendente, la dinamizzazione del rimedio, si può trovare quella giusta per quel paziente. Ma il *simillimum* ha anche una funzione preventiva (ed eugenetica). E questo è tutto un nuovo campo di applicazione della Teoria hahnemanniana dei Simili.

Il prof. Masi Elizalde descrive i risultati di trent'anni di esperienza clinica in Argentina, sommando alla sua quella di suo padre Jorge, di cui porta l'impronta di un rigoroso unicismo hahnemanniano. È interessante questa continuità di pensiero che scorre fluido, come se l'aver respirato per tanti anni la stessa aria familiare avesse reso naturale la comprensione dei concetti dei paragrafi dell'*Organon* di Hahnemann, oppure delle Lezioni di Kent. L'Omeopatia Classica, pertanto, deve essere riconoscente alla figura di questo suo Illustre Maestro.

---

37   È il rimedio omeopatico per eccellenza, perché copre, e cura, tutti i sintomi del paziente, dalla profondità della sua essenza a tutte le sue manifestazioni patologiche "esterne".
38   Vedi l'articolo di T. De Chirico: *La prescrizione omeopatica*, nella newsletter *www.tommasodechirico.manmon.it*
Tale articolo è presente anche nel capitolo successivo di questo libro.

James Tyler Kent

La vita e le opere

L'Omeopatia è nata a seguito delle osservazioni e delle riflessioni della mente innovatrice del medico Samuel Friedrich Christian Hahnemann (Meissen, Sassonia, 10 aprile 1755 - Parigi, 2 luglio 1843). Possiamo considerare il 1810, anno della prima pubblicazione a Köthen (Anhalt) dell'*Organon* (Strumento) *dell'Arte del Guarire*, come data ufficiale della comparsa nel mondo scientifico del pensiero di Hahnemann.

La Rivoluzione francese e le Guerre napoleoniche alitavano, a quel tempo, un vento di novità sull'immobilismo dei vecchi preconcetti nel mondo della filosofia, dell'arte, della letteratura, della ricerca tecnico-scientifica e della medicina tradizionale.

In seguito, la Guerra d'Indipendenza americana, conclusasi ufficialmente con il Trattato di Parigi del 1783, e la successiva nascita della Nazione nord-americana, avrebbero aperto il Nuovo Mondo agli spiriti liberi.

La Medicina Omeopatica segue il corso degli eventi umani; così, vediamo l'Omeopatia passare dalla Germania all'Austria, e, al seguito delle truppe austriache durante le guerre napoleoniche, in Italia, e soprattutto a Napoli nel Regno dei Borboni di Ferdinando I.

Di qui, condizionata dalle vicende politico-culturali, si diffonde nel resto dell'Europa, specialmente in Inghilterra e in Francia, e in seguito nel continente americano (Brasile nel 1818, Stati Uniti nel 1825).

Le origini dell'Omeopatia nel Nord America

H. B. Gram fu la prima personalità medica che praticò e insegnò Omeopatia a New York sin dal 1825. Altri, come W. Wesselhoeft, parente del poeta W. Goethe, appassionato di scienze naturali e letteratura, fuggito per motivi politici dalla Germania, e H. Detwiller, naturalista venuto dalla Svizzera nel Nuovo Mondo per approfondire le sue ricerche, operarono in Pennsylvania sin dal 1828.

Tuttavia, in America la dottrina omeopatica ebbe maggior impulso e diffusione grazie a Constatin Hering, prima denigratore e poi amico e discepolo fervente, nonché apostolo appassionato delle sue teorie, di Hahnemann.

Il dottor Hering dovette fuggire da Lipsia a causa delle inimicizie che si era creato appoggiando l'Omeopatia. Emigrò in Nord America dove, con W. Wesselhoeft e H. Detwiller, il 27 maggio 1835 fondò la prima Accademia di Medicina Omeopatica del Nord America, l'*Accademia di Allentown*.

Questa, che ebbe riconoscimento ufficiale il 17 giugno 1836, aveva come scopo l'insegnamento dell'Omeopatia e la pubblicazione in lingua inglese delle opere fondamentali di Hahnemann e dei suoi allievi.

La prima edizione americana dell'*Organon*, curata dall'*Academical Bookstore*, risale al 1836; è la ristampa della prima edizione inglese (tratta dalla 4° edizione tedesca) di C. H. Devriant (Dublino, 1833) rielaborata, con gli appunti della 5° edizione tedesca, da C. Hering, C. F. Matlack, J. Radclife, e A. Bauer[39].

C. Hering fu anche autore di una monumentale Materia Medica in 10 volumi, i *Guidings Symptoms*, pubblicati tra il 1879 e il 1891, che raccoglie i risultati della sperimentazione dei rimedi omeopatici e della conseguente descrizione delle varie "patogenesie"[40]. Curò in seguito la prima edizione inglese del *Trattato sulle Malattie Croniche* di Hahnemann, che vide la luce a Filadelfia nel 1845.

Vita e studi di J. T. Kent

L'Omeopatia, pertanto, muove i primi passi sostanziali nel Nord America quando, il 31 marzo 1849, a Woodhull (New York) da Stephen Kent e Caroline Tyler nacque James Tyler Kent.
La sua biografia non mostra aspetti particolari, eventi avventurosi, slanci imprevisti da cronaca mondana.
La vita di Kent è un costante, lampante esempio di probità, di serietà e coscienziosità, di correttezza morale e di lucidità intellettuale, di profondità di spirito e di modestia tanto sul piano degli affetti quanto su quello della professione e del rapporto con i pazienti.

---

39   La seconda, la terza e la quarta edizione americana furono rispettivamente pubblicate negli anni 1843, 1848, 1860.
40   Con questo termine s'indica la raccolta dei sintomi apparsi a seguito della somministrazione, a scopo sperimentale, di un rimedio omeopatico in un individuo sano.

L'assoluta devozione all'Arte Medica, intesa nel senso più nobile come missione che mira ad alleviare le sofferenze umane attraverso l'Allopatia[41] prima, e poi con l'Omeopatia[42] , caratterizza le tappe salienti della sua vita.

Frequentò le scuole superiori con buon profitto al Collegio Franklin di Prattsburg.

Nel 1868 conseguì il diploma in Teoria all'*Università Madison* di Hamilton.

Iscritto alla Facoltà di Medicina di Bellevue, nel 1870 terminò gli studi propedeutici, e nel 1874 conseguì la laurea in Medicina presso l'*Istituto Medico Eclettico di Cincinnati* (Ohio).

Subito dopo essersi sposato, nel 1875 si recò a Saint-Louis, nel Missouri, dove iniziò a esercitare la Medicina Eclettica.

Collaborò a riviste mediche e diventò membro dell'*Associazione Nazionale di Medicina Eclettica*.

Nel 1871 ricevette la nomina a professore di Anatomia presso l'Università di Saint-Louis.

Medico stimato dai colleghi e dai pazienti, si fece notare per la sua stretta coerenza con la realtà, con le

---

41   Medicina degli Opposti: Contraria Contrariis Curantur, si curano (tempo presente) le malattie con medicine a effetto opposto. Sono, ad esempio, gli antipiretici, gli antiflogistici, gli antispastici, ecc, della terapia tradizionale.
42   Medicina dei Simili: *Similia Similibus Curentur, si curino* (modo esortativo) *le malattie con medicine simili.* Ad esempio, la *Coffea*, sostanza tratta dai chicchi di caffè, noto stimolante dell'organismo, che a forti dosi provoca irritabilità, cura in modo omeopatico - cioè, dopo essere stata diluita e dinamizzata - gli stati di eccitazione nervosa in generale.

nozioni mediche che gli erano state impartite e con l'esperienza che aveva acquisito. Infatti, nonostante l'insegnamento della Medicina Eclettica prevedesse la conoscenza di tutte le materie scientifiche del tempo, da quelle tradizionali (anatomia, fisiologia, ecc.) a quelle non strettamente tradizionali (Omeopatia, Fitoterapia, Chiroprassi, ecc.), egli preferì attenersi nella teoria e nella pratica alla metodologia tradizionale.

Tuttavia capitò anche a lui quanto è accaduto a quasi tutti i medici poi convertiti all'Omeopatia; infatti, spesso la conoscenza di questa metodica passa attraverso l'esperienza, e la sofferenza, personale.

La "conversione" all'Omeopatia

In occasione di una seria malattia della moglie[43], da marito affettuoso qual era, dopo aver tentato di tutto con i farmaci della farmacopea tradizionale di quel tempo, accondiscese alle ripetute richieste della moglie, e, pur celando malamente il suo ironico scetticismo, chiamò a consulto un medico omeopata, il dottor Phelan.

Le cronache riferiscono che la moglie migliorò, lentamente ma progressivamente e in modo assai evidente.

Il nuovo metodo di cura, a questo punto, lo incuriosì.
Il dottor Kent, fatta ammenda per la propria presunzione, rifletté a lungo. A quel punto, decise di leggere con attenzione le opere di Hahnemann e tutte quelle allora esistenti in America sull'Omeopatia.

-----

43   Uno stato anemico con deperimento progressivo e insonnia.

Ebbe la classica crisi di coscienza di tutti i medici omeopati, da Hahnemann a noi stessi[44].

Per coerenza con i propri principi e per dedicarsi anima e corpo e senza pregiudizi o compromessi a questa dottrina, si dimise dalla carica di professore di Anatomia e di membro della *Società di Medicina Eclettica*. Siamo negli anni 1878-80.

Incarichi d'insegnamento e studi

Nel 1881 fu nominato professore di Anatomia nel *Collegio Omeopatico del Missouri* a Saint-Louis, incarico che lasciò nel 1882 per assumere quello analogo di Chirurgia.

Abbandonò l'anno successivo (1883) questo secondo incarico per succedere al dottor Uhlmeyer (dopo lunga insistenza dello stesso) alla Cattedra d'insegnamento di Materia Medica, sempre dello stesso *Collegio Omeopatico*, carica che ricoprì fino al 1888.

Dal 1888 al 1899 diresse la *Scuola di Perfezionamento* in Teoria, Materia Medica e Clinica (la *Postgraduate School of Homoeopathy* di Filadelfia) e, nel 1899, fu nominato decano del Collegio dei Docenti.

In quegli anni, purtroppo, perse la moglie; rimasto solo, si dedicò totalmente all'insegnamento, allo studio e alle sperimentazioni dei rimedi, oltre alla numerosa clientela privata.

Un caso lo interessò particolarmente: si trattava di una di quelle rare situazioni in cui il paziente, af-

---

44   L'Omeopatia, è vero, è un veleno dolce e sottile che penetra nella mente, conquista il cuore e corrode il nostro essere imponendosi come regola di vita (N.d.A.).

fetto da idiosincrasia[45], continuava a effettuare un *proving*[46] non sperimentale, ma terapeutico, ad ogni somministrazione di un dato rimedio (in questo caso *Lachesis*).

La paziente, che si chiamava Clara-Louise, divenne la sua seconda moglie.

Ottima collaboratrice in vita, curò postume alcune edizioni del *Repertory*, e contribuì a divulgare gli insegnamenti del marito e a mantenere i buoni rapporti tra i suoi allievi.

Fu l'ideale continuatrice della Scuola kentiana.

Questa donna, "che dedicò la vita al servizio dell'Omeopatia", questa "ardente esponente delle più elevate e migliori tradizioni dell'Omeopatia", morirà a Chicago il 23 dicembre 1943 all'età di ottantasette anni.

Nel 1900 Kent fu chiamato a Chicago per ricoprire la Cattedra d'insegnamento di Teoria, Materia Medica e Repertorio presso il *Dunham Medical College*, e in seguito la carica di Decano della stessa Scuola.

A Chicago, in quegli anni, c'era un'altra Scuola ome-

---

45   Ipersensibilità naturale, su base costituzionale, a determinate sostanze, anche farmacologiche.
46   Cioè, una sperimentazione. Questa consiste nella somministrazione di una sostanza farmacologicamente attiva — nel caso dell'Omeopatia, dopo essere stata diluita e dinamizzata - in un soggetto sano volontario a scopo sperimentale, al fine di individuare i sintomi che costituiranno la "patogenesia" del rimedio, termine con cui s'indica l'insieme dei sintomi sperimentalmente provocati. I soggetti idiosincrasici, al contrario degli altri, i quali dopo la sperimentazione ricuperano il loro stato "normale", hanno la tendenza a manifestare a lungo i "sintomi" di un rimedio dopo la sua assunzione. Tale condizione, di riscontro non frequente, una volta individuata, rende difficile un trattamento omeopatico.

opatica, l'*Hering Medical College*. Tra le due Scuole, nonostante l'identica qualità dell'insegnamento, vi era rivalità a causa di disparità nei finanziamenti.

Quando, nel 1903, il *Dunham College* si fuse con il più rinomato *Hering Medical College*, mantenendo il nome di quest'ultimo, Kent fu sollecitato ad accettare la Cattedra che in precedenza ricopriva al *Dunham College*, prestigiosa istituzione intestata all'illustre omeopata clinico e scientifico del *Columbia College* di New York.

Acconsentì diventando anche il decano del Collegio dei Docenti.

Nel 1905 fu assunto all'*Hahnemann Medical College and Hospital* di Chicago, dove ebbe l'incarico dell'insegnamento di Materia Medica, incarico che mantenne fino al 1909. Quivi, insegnava la Materia Medica, la Teoria, l'*Organon* con i suoi commentari, l'uso del Repertorio e la condotta da tenere nella pratica, corredando l'insegnamento con la presentazione dei casi osservati nell'annesso Policlinico di cui era direttore.

La stima e la fiducia manifestata da colleghi, allievi e pazienti, lo spronarono alla ricerca di uno strumento di lavoro rapido e completo per catalogare e collegare i sintomi con i rimedi corrispondenti, in altre parole, un Repertorio.

Infatti, quelli a disposizione in quel periodo erano insufficienti.

È di questi anni la sua maggior fatica: il *Repertory* che porta il suo nome. Questo, che è, sicuramente, il più completo per il medico omeopata, si presenta come un'opera monumentale che tuttora, pur con aggiunte e correzioni, continua a onorare la sua memoria.

In quel periodo furono pure pubblicati gli appunti delle lezioni di Teoria e di Materia Medica raccolti dagli allievi, con il titolo rispettivamente di *Lectures on Homoeopathic Philosophy* e *Lectures on Homoeopathic Materia Medica*.

Queste fatiche lo spossarono; gli amici lo costrinsero a prendersi un meritato riposo dopo ben diciassette anni di lavoro assiduo.

Si recò nel Montana, a Stevensville, nella residenza di campagna di Sunnyside Orchard. Poco tempo dopo, Kent si ammalò di bronchite e, in capo a quindici giorni, morì per insufficienza renale.

Era il 16 giugno 1916; aveva appena compiuto sessantasette anni.

Lascò tre opere fondamentali, tre pilastri della letteratura medica omeopatica.

Le opere

Lectures on Homoeopathic Philosophy

Sono gli appunti stenografici dei suoi allievi raccolti durante lo svolgimento delle lezioni a commento dell'*Organon*, corretti e pubblicati in quattro edizioni, di cui la prima nel 1900.

Nel testo risalta la profondità del pensiero kentiano, in diretta e ideale continuazione con quello hahnemanniano.

Come Hahnemann ha scritto (e riscritto varie volte) l'*Organon*, comprovando nella pratica la Teoria dei Simili, l'efficacia medicamentosa del rimedio unico a dose infinitesimale e dinamizzato, l'evoluzione della guarigione, l'aggravamento terapeutico e così via, analogamente Kent ha analizzato e approfondito, completandolo, tutto quanto Hahnemann avrebbe voluto, o potuto, dire sul "Principio Vitale", sulla "recettività morbosa", sulla teoria dei "Miasmi", sull'esame del malato e sul valore dei sintomi osservati, sulla valutazione prognostica del rimedio, sulla sperimentazione sull'uomo sano, ecc., mettendo a frutto una pluriennale esperienza cinica.

Fu il principale interprete del pensiero di Hahnemann, e, per questo suo merito, è da tutti considerato un grande Maestro dell'Omeopatia.

L'indirizzo scolastico, che da lui prese il nome di "kentismo", ha condizionato, per quasi un secolo, la formazione dei futuri omeopati.

Lectures on Homoeopatic Materia Medica

La Materia Medica, fondamentale per la conoscenza di un rimedio[47] omeopaticamente efficace, è la raccolta dei sintomi suscitati dalla sperimentazione sull'uomo sano (*provings*) delle sostanze (che sono tratte dai tre Regni della Natura) diluite in modo infinitesimale e dinamizzate con il procedimento della succussione e dinamizzazione[48].

La descrizione dei sintomi osservati viene riportata fedelmente e scrupolosamente nelle varie rubriche,

---

47   Termine con cui s'indica una sostanza farmacologicamente attiva, che presenta solo capacità terapeutica senza avere un effetto avverso o tossico. Per definizione, è il "farmaco omeopatico" per eccellenza.
48   Oggi definita anche con l'acronimo SKA (Sequential Kinetics Attivation).
Per la diluizione, vedi anche la Nota 115.

seguendo l'ordine dettato dallo stesso Hahnemann[49].

Già Hahnemann aveva sperimentato su di sé e sui suoi seguaci, allievi e parenti, determinate sostanze diluite e dinamizzate, i cui risultati sono stati poi pubblicati nella sua opera di *Materia Medica Pura* (cioè sperimentale).
Anche Constantin Hering ha raccolto nei dieci volumi dei suoi *Guidings Symptoms*, di cui il primo apparve nel 1879 e gli altri dopo la sua morte avvenuta nel 1880, tutte le "patogenesie" dei rimedi osservati dai suoi collaboratori, includendovi anche la descrizione delle patologie che nella pratica clinica sono curate con successo con quel determinato rimedio.
La terza *Materia Medica Pura* (detta anche "Analitica") cui si fa sempre riferimento nella letteratura omeopatica internazionale è quella compilata e pubblicata nel 1874 da Timothy Field Allen in dodici volumi dal titolo *Encyclopaedia of Pure Materia Medica*; quivi sono raccolti i sintomi delle precedenti Materie Mediche, quelli sperimentati in seguito dai vari Autori, e quelli tossicologici occorsi a seguito d'intossicazioni accidentali o provocate. Tutti i sintomi sono descritti dettagliatamente con tempi d'insorgenza, modalità di espressione e posologia di somministrazione del rimedio.

All'epoca di Kent, queste erano le uniche Materie Mediche, analitiche e sperimentali, disponibili.
In seguito, e fino ai nostri tempi, sono state pubblica-

---

49   Dall'alto al basso e dall'organo o funzione più importante a quella meno; ad esempio, dallo psichismo al sensoriale, dalla testa agli occhi, alle orecchie, ecc.

te anche le Materie Mediche cosiddette "Sintetiche". Si tratta della descrizione a schemi, a volte paradossali o caricaturali, della "personalità" di un rimedio omeopatico. Questo metodo, che non segue l'elencazione tradizionale pura e semplice dei sintomi secondo le rubriche del Repertorio, permette di ottenere una visione sintetica, non dettagliata, a tratti parziale, talvolta superficiale e stereotipa, ma indubbiamente di facile e rapida comprensione e memorizzazione del rimedio.

Tali sono, ad esempio, le Materie Mediche (elencate in ordine alfabetico e non d'importanza) di H. G. Allen, di W. Boericke, di G. Charette, di J. C. Clarke, di A. C. Cowperthwaite, di R. Dujani, di H. Duprat, di H. Farrington, di H. Gros, di G. Hodiamont, di O. A. Julian, di J. A. Lathoud, di A. D. Lippe, di E. B. Nash, di T. P. Paschero, di L. Vannier, di H. Voisin, di M. Tyler, e di numerosi altri autori minori.

Va notato che alcune Materie Mediche tendono a porre l'accento anche sugli aspetti meno dottrinari e ortodossi utili alla comprensione di un rimedio, quali le analogie di struttura chimica, di biochimismo, di comportamento metabolico e ambientale (*Legge delle Signature*).

Anche la Materia Medica di Kent, estratta dagli appunti delle sue lezioni tenute a Chicago, segue questa impostazione; il rimedio è tratteggiato a grandi linee con accenni alla diagnosi differenziale con altri rimedi, ed i sintomi vengono descritti in modo conciso e semplice, ma completo nelle sue espressioni, a riguardo di tutti gli organi e apparati, con le particolari modalità di aggravamento e di miglioramento.

L'originalità della sua Materia Medica sta, a mio avviso, nella sintesi che Kent ha saputo operare rispetto ai sintomi elencati in modo scientifico e impersonale nelle Materie Mediche Pure di Hahnemann, di Hering e di Allen da lui consultate (e su cui si è sicuramente basato), con l'effetto di far scaturire una fisionomia vivida e palpitante del rimedio.

Le osservazioni, gli esempi, i commenti e i consigli desunti dall'esperienza clinica ne arricchiscono il quadro.

Così, ad esempio, alla voce *Hypericum* sono analizzati i farmaci utili nella traumatologia, mentre alle voci *Ledum* e *Staphysagria* il dottor Kent descrive personaggi personalmente osservati e trattati.

Analogamente Kent prende a pretesto *Natrum Muriaticum* per rilevare che:

"...non tutti i medicamenti continuano a lungo la loro azione. Però, la sostanza che ha lunga azione agisce anche nelle malattie acute, mentre quella che ha azione breve non riesce efficace nelle malattie croniche...",

mettendo in tal modo in luce il legame esistente tra dottrina e pratica.

Fino a quell'epoca non esisteva un trattato di Materia Medica così completo e interessante.

Vi è descritta un'ampia lista di rimedi, tra cui alcuni sperimentati dalla sua Scuola; sono compresi sia i

rimedi "policresti" tradizionali[50] sia quelli cosiddetti "minori"[51].
Quest'opera ha avuto quattro edizioni, di cui la prima nel 1904 e l'ultima americana nel 1932. È stata tradotta in varie lingue e ogni traduzione, proprio a porre l'accento sul carattere universale e discorsivo del testo, è stata arricchita con aggiunte, correzioni e modifiche all'originale inglese da parte di chi ne ha curata la stampa[52] senza perderne la primitiva impronta data dall'Autore.

Repertory on Homoeopathic Materia Medica

Il medico omeopata lavora utilizzando l'esperienza degli sperimentatori e dei clinici.
La Materia Medica Omeopatica[53], è sfortunatamente così ampia che è impossibile conoscerla tutta. L'esigenza di raccogliere e catalogare i sintomi con deter-

---

50   Termine con cui s'indicano i rimedi più conosciuti e usati perché coprono tutta la gamma delle malattie; sono gli archetipi della farmaco-tipologia omeopatica.
51   Definizione dei rimedi poco sperimentati, utilizzati solo per curare un limitato gruppo di patologie.
52   Sono, ad esempio, R. Demarque e H. Périchon-Bastaire per l'edizione francese, e C. Cenerelli di Osimo per l'edizione italiana.
53   È la raccolta di tutte le sostanze farmacologiche (i Rimedi omeopatici), analizzate in dettaglio con i sintomi osservati sia nelle sperimentazioni sia nella pratica clinica, suscitati o suscettibili di subire delle modificazioni per l'azione di quel rimedio. Per convenzione, si usano i nomi originali in latino; ad esempio, *Natrum Muriaticum* è la molecola di cloruro di sodio, mentre *Pulsatilla Nigricans* indica il nome botanico della pianta, da cui viene estratto il rimedio, secondo la classificazione binomiale iniziata da Carlo Linneo e proseguita dai successivi nomenclatori, ecc.

minati criteri, già avvertita da Hahnemann e dai suoi allievi, portò alla compilazione dei primi Repertori.

Così apparvero, entrambi in lingua tedesca, nel 1826 a Lipsia il Repertorio di Hartlaub in 538 pagine, e nel 1830 quello di Weber in 556 pagine. I più importanti furono quelli di C. M. von Boenninghausen in 1262 pagine (1830), di H. G. Jahr in 768 pagine (1848), di C. Lippe in 322 pagine (1879), di T. F. Allen in 1331 pagine (1880), di C. Hering in 360 pagine (1881), di E. J. Lee in 318 pagine (1889) di W. D. Gentry in sei volumi per un totale di 5500 pagine (1890), e di C. B. Knerr in 1232 pagine (1896).

Fin qui il materiale a disposizione all'epoca di Kent. Scopo fondamentale dell'iniziativa kentiana era di avere uno strumento rapido di consultazione che considerasse separatamente i sintomi cosiddetti "mentali"[54] da quelli "generali"[55] e da quelli "locali", [56]proprio com'era nelle intenzioni di Hahnemann. Tutti i sintomi, raccolti dalla Materia Medica Pura, analitica e sperimentale, dall'osservazione clinica e dalle intossicazioni accidentali o provocate, furono catalogati in rubriche seguendo il criterio alto-basso già descritto, e, in ciascuna rubrica, elencati in ordine

---

54   Quelli riguardanti il comportamento, la memoria, l'emotività, la volontà, le sensazioni e le allucinazioni, e tutto quanto attiene alla psiche; taluni autori hanno inserito in questa rubrica anche i sogni.

55   Relativi alle affezioni che hanno caratteristiche "generali", non legate a particolari organi o apparati, come la debolezza fisica, la risposta ai vari climi e alle variazioni di temperatura, i desideri e le avversioni alimentari, ecc.

56   Riferiti ai vari distretti corporei, quali: testa, torace, addome, arti, ecc.

alfabetico secondo le proprie modalità di aggravamento e di miglioramento, di localizzazione di sede e di tempo d'insorgenza,
insieme alle eventuali caratteristiche vuoi di associazione ad altri disturbi[57] vuoi di irradiazione ai vari distretti corporei[58] o quant'altro di rilevante, il tutto in modo dettagliato e progressivo "dal generale al particolare".

Data la mole del lavoro, Kent assegnò ai vari collaboratori il compito di redigere separatamente le 36 rubriche[59]: il dottor Powell e il dottor Ives furono incaricati di compilarne la maggior parte, il dottor Allan la sintomatologia relativa agli occhi, il dottor F. E. Gladwin quella riferita al sudore-traspirazione e alla sete, e così via.

Alla fine Kent corresse tutto il materiale aggiungendo le proprie osservazioni personali.

Egli riteneva importante descrivere minuziosamente le modalità di aggravamento e di miglioramento, e le circostanze d'insorgenza di ogni sintomo, riferendo le parole originarie riportate nel testo dagli sperimentatori.

Tuttavia, poiché l'analisi terminologica del significato di un sintomo può offrire difficoltà interpretative a causa della soggettiva e del tutto personale descrizione, e anche se l'esperienza insegna che certi rimedi hanno delle caratteristiche inconfondibili, sarebbe

---

57   Ad esempio, la cefalea con nausea e vomito, spesso associata al ciclo mestruale.
58   Ad esempio, il dolore addominale che si estende agli arti inferiori.
59   Infatti, a un'analisi approfondita, queste non appaiono omogenee tra loro.

assai utile avere a disposizione, per la consultazione dell'opera originale, un dizionario inglese-americano del primo novecento per comprendere meglio il contenuto e il senso delle parole formulate nel corso della sperimentazione o nella pratica clinica.

Analogamente, se si decidesse oggi di rifare il *proving* di alcuni rimedi già noti, bisognerebbe tener conto dell'evoluzione del linguaggio e del significato attuale delle parole, dei neologismi e delle inflessioni dialettali, e di tutte le parole acquisite da una comunicazione ormai globalizzata.

La prima edizione, in 1349 pagine, del Repertorio apparve nel 1897 grazie al contributo diretto dello stesso Kent che, ben conscio dell'utilità del suo strumento, versò di tasca propria i 6300 dollari necessari per integrare i costi di stampa; infatti, all'iniziale sottoscrizione di 9000 dollari si erano offerti 200 medici ma, all'atto del pagamento della rispettiva quota di 30 dollari ciascuno, la metà ricusò.

In seguito, pubblicò una seconda edizione, arricchita di nuovi sintomi, portandola alle attuali 1423 pagine, e preparò la terza, che uscirà postuma nel 1924.

Le successive (la quarta nel 1935 e la quinta nel 1945) furono curate dalla moglie Clara-Louise.

La sesta edizione americana apparve nel 1957.

L'ultima, la settima (*Kent's Final General Repertory*), messa a punto nel 1979 dal medico ginevrino Pierre Schmidt e dal dr. D. H. Chand, indiano, porta aggiunte e correzioni all'originale suggerite a mano anche dallo stesso Kent sulla sua copia personale.

Alcune postille e precisazioni furono apportate in volumi a parte da C. M. Boger e P. Sivaraman.

Kent, inoltre, curò anche l'edizione dei 7 volumi del *Journal of Homoeopathics* dal 1897 al 1903, in cui sono riportate alcune lezioni dei suoi corsi con commenti inediti sulla Materia Medica e sulla teoria omeopatica.

Pubblicò anche i resoconti delle riunioni collegiali tenute tra il 1912 e il 1916 in un periodico in 6 volumi, *The Homoeopathician,* e collaborò a molte altre riviste omeopatiche portando il contributo del suo insegnamento e della sua esperienza.

Organizzò e partecipò attivamente a Congressi nazionali e internazionali di Omeopatia.

Fu membro stimato di Associazioni nazionali e internazionali di Omeopatia, quali: l'*Illinois State Homoeopathic Medical Society,* l'*American Institute of Homoeopathy,* l'*International Hahnemannian Association,* e la *Homoeopathics Society* da lui fondata.

Fu anche membro *ad honorem* corrispondente della *British Homoeopathic Medical Society.*

Nel 1926 apparve postumo il volume *New Remedies, Clinical Cases, Lesser Writings, Aphorism and Precepts* a cura dei suoi allievi.

Purtroppo, il tenore degli argomenti, e l'affrettata e spesso infedele esposizione del materiale raccolto non offrono una visione né omogenea né completa del suo pensiero.

Il pensiero di Kent e le sue interpretazioni

Il pensiero di Kent è accuratamente esposto nelle sue opere; tuttavia, la sua interpretazione ortodossa dell'Omeopatia hahnemanniana non è stata condivisa da tutti. Si è parlato, infatti, di "kentismo" in modo spesso dispregiativo. Innanzi tutto è stata posta in discussione la teoria stessa dell'"unicismo"[60].

I denigratori dell'Omeopatia, e del "kentismo" in particolare, infatti, mettono in dubbio l'efficacia non solo del rimedio in diluizione infinitesimale e dinamizzato, ma soprattutto della dose unica, spesso a una diluizione elevata[61] non frequentemente ripetuta.

Ciò che colpisce maggiormente è che proprio taluni omeopati si sono fatti paladini di questa critica, dimenticando che lo stesso Hahnemann ha posto come irrinunciabili tali principi nei § 273-274 e successivi dell'*Organon*.

Un'altra critica diretta al "kentismo" riguarda il metodo per la ricerca del *simillimum* attraverso l'uso del Repertorio. Infatti, si è detto, l'individuazione del rimedio diventa in tal modo un procedimento meccanico, un puro calcolo aritmetico.

---

60   In dettaglio: *"un solo paziente, un solo rimedio, una sola diluizione somministrata una sola volta"*.

61   In genere in diluizione centesimale hahnemanniana (CH) oppure come korsakoviana (K).
Per quanto riguarda il procedimento con cui si ottengono le varie diluizioni, vedi dalla pagina 31 il libro di T. De Chirico, *Omeopatia. Guida medica ai Rimedi omeopatici per la cura delle più comuni malattie*, Ed. Mnamon, Milano, 2014, e la Nota 115.

Kent non ha mai detto ciò; egli ha sempre ritenuto che la gerarchizzazione dei sintomi utilizzando il procedimento ormai classico[62], e la separazione dei sintomi patognomonici[63] da quelli non patognomonici[64], costituiscono un metodo che non sostituisce la conoscenza della Materia Medica e del "genio del rimedio"[65].

È tuttavia doveroso osservare che la Materia Medica tuttora disponibile è incompleta perché non tutti i rimedi sono stati sperimentati a fondo, in modo compiuto e definitivo.

---

62   S'inizia dal sintomo mentale arrivando a quello generale, e poi dal generale al particolare, considerando in modo scalare (dal più importante a quello meno), e seguendo il criterio di selezione dei "sintomi minimi di valore massimo": il comportamento - volontà, sentimenti e pensiero - le avversioni e i desideri alimentari, i sintomi del sonno e i sogni, i sintomi sessuali e dei genitali, le secrezioni e le escrezioni, l'atteggiamento durante la febbre, i sintomi involontari quali la tosse e la respirazione, e infine quelli della patologia in oggetto, nonché i sintomi rari, bizzarri e peculiari del paziente, e i cosiddetti *Key Notes*, o sintomi chiave che suggeriscono il rimedio, perché "aprono la porta alla sua netta individuazione".
63   Tipici di una malattia. Ad esempio, con la tonsillite è assai frequente la difficoltà nella deglutizione.
64   Peculiari di quella persona, esprimenti cioè la sua particolare e individuale reattività all'evento morboso. Ad esempio, l'assenza di sete durante la febbre. sintomo inusuale e non altrimenti giustificato nella pratica quotidiana.
65   Caratteristica secondo cui quel determinato rimedio, date le proprie modalità di aggravamento e di miglioramento, e a seconda dello specifico atteggiamento mentale e del particolare tropismo organico, non può essere confuso con un altro. Ad esempio, *Bryonia* e *Rhus Toxicodendron* sono Rimedi del tutto dissimili tra loro, perché il primo è sempre aggravato dal movimento e il secondo no, e, per quanto utilizzati nelle stesse malattie, mai potremo essere indecisi nella scelta tra i due.

È probabile che una nuova sperimentazione allargata sia dei rimedi cosiddetti "policresti"[66] sia dei rimedi cosiddetti "minori"[67], applicata in più ampia casistica e a diverse diluizioni, possa mettere in luce "patogenesie" assai differenti da quelle finora note, descritte nelle Materie Mediche.

Spesso ci si dimentica che il Repertorio è solo uno strumento di lavoro utile per accorciare i tempi nella ricerca del rimedio, e nulla di più, e, poiché rappresenta l'altra faccia della Materia Medica Omeopatia, capovolta a mò di guanto[68], favorisce l'individuazione della cura più adatta per quella peculiare tipologia di paziente.

Il repertorio è una guida fedele, indispensabile ma non insostituibile, che non prevarica né si sovrappone al buon senso, all'intuito e all'esperienza clinica. È, con le parole di Kent, "*un compagno e un aiuto*".

Si è detto che i "kentisti" valutano esclusivamente o prevalentemente l'aspetto mentale del paziente trascurandone quello somatico, assumendo in tal modo l'atteggiamento dei colleghi psicologi, sociologi, psicosomatisti o addirittura psicanalisti.

Niente di più falso; il medico omeopata è un medico completo che ha alle spalle una lunga carriera da internista, spesso con valida competenza in una o più specialità.

È un medico che conosce e pratica correttamente, se

---

66   Così definiti perché più noti, e di conseguenza più frequentemente usati poiché sono in grado di curare quasi tutte le malattie.

67   Sono quelli poco conosciuti poiché poco sperimentati, e pertanto poco prescritti nella pratica clinica.

68   È impossibile memorizzare più di 3500 rimedi!

necessario, le metodiche dell'Allopatia (la *"Medicina degli Opposti"*).

È un medico che si aggiorna continuamente e utilizza le nuove acquisizioni nel campo della radiodiagnostica, della clinica di laboratorio, della tecnica chirurgica, e di quant'altro utile alla sua professione.

È un medico che ha, infine, sentito la necessità di approfondire altre possibilità terapeutiche quali l'Omeopatia (la *"Medicina dei Simili"*), l'Agopuntura Cinese, la Fitoterapia, la Chiropratica, e così via, spinto sia dalla curiosità sia dal desiderio di utilizzare le cosiddette "Medicine dolci" per avere un supporto migliore all'approccio medico-paziente e, di conseguenza, una maggior probabilità di ottenere risultati positivi senza gli effetti collaterali, o avversi, dei farmaci tradizionali.

È un medico che cura tanto le patologie mentali quanto la polmonite, tanto le affezioni acute quanto quelle croniche, tanto l'adulto quanto il neonato o la partoriente, nel rispetto dell'unità psico-fisica dell'uomo.

Anche se qualcuno afferma che tutte le patologie sono su base emotiva, che hanno sempre evoluzione cronica, e che non esistono affezioni acute bensì solo occasionali reazioni della mente, reazioni che poi si materializzano nei vari disturbi che noi chiamiamo malattie, in definitiva si tratta solo di un diverso punto di vista. Infatti, quest'approccio clinico-terapeutico, con tutte le sue sfumature e con le sue interpretazioni, a volte critiche, ha in comune con le altre metodiche la stessa matrice: l'integrità del sistema psiche-soma, oggi meglio inquadrata, e definita, con un termine più allargato e scientificamente più corretto, PNEI.

È un medico che, pur valutando le afferenze generali, culturali e affettive del paziente, e senza trascurare l'ambiente socio-familiare che lo circonda e lo condiziona, lo sottopone sempre a un accurato controllo clinico obiettivo senza escludere le più sofisticate indagini.

È, insomma, un medico serio, competente e completo nella sua formazione; oggi si chiamerebbe medico "olistico", oppure, secondo un'altra dizione, "integrato".

La critica più sottile mossa al "kentismo", a mio parere, è un'altra.

Nei commenti ai paragrafi dell'*Organon* di Hahnemann si possono cogliere due aspetti, due tipi d'insegnamento: uno pratico relativo alla condotta da tenere nella clinica e nella terapia, e uno filosofico relativo all'interpretazione dei principi teorici di base dell'Omeopatia secondo Hahnemann.

Si è detto (ed è probabile che sia vero) che Kent, negli anni della maturità, abbia letto vari manoscritti di medici e pensatori del passato, quali Paracelso, e Swedenborg rimanendone affascinato.

In particolare, quest'ultimo, scienziato e filosofo svedese, vissuto in un'epoca di nascente Illuminismo e positivismo, nel mettere in luce gli stretti rapporti che collegano il mondo infinito a quello finito:

"...*l'anima e il corpo, come il cervello e i polmoni, comunicano tra di loro attraverso una sorta di respirazione interna...*", affermò che ogni realtà, animale, vegetale o minerale, è pervasa da una sostanza originaria che proviene direttamente dall'Intelligenza Divina che tutto crea e coordina.

Questa sostanza originaria, nel rispondere al volere divino, assume essa stessa le caratteristiche a un tempo della divinità e della materia, ponendosi in tal modo al centro dell'universo.

Swedenborg, partito dalla ricerca scientifica, approdò così a un misticismo teosofico, monastico e panteista.

Si tratta in definitiva della *Dynamis*, della *Forza Vitale* che Hahnemann descrisse nel § 9 dell'*Organon*, al cui commento Kent dedicò la sua VIII Lezione di Teoria.

La sua convinzione che:

> *"...la sostanza semplice è dotata d'intelligenza formativa, che si mantiene continua dall'inizio alla fine"*;

che:

> *" nel corpo è il rappresentante dell'anima e l'anima, a sua volta, è anch'essa una sostanza semplice"*;

e che:

> *"...l'anima adatta il corpo umano a tutti i suoi scopi, agli scopi più elevati della sua esistenza"*;

è di pretta impostazione e influenza swedenborghiana.

Di qui la critica di settarismo esoterico e occultistico mossa alle affermazioni di Kent.

Questa posizione, a mio avviso, è ingiusta, come altrettanto ingiusta è quella che, in una diversa prospettiva d'interpretazione, paragona le idee di Kent all'evoluzionismo teologico di Teilhard de Chardin, al materialismo dialettico di Carlo Marx, oppure al cattolicesimo fideista e pragmatico di San Tommaso d'Aquino.

Il pensiero di Kent, analogamente e a conferma di quello di Hahnemann, è universale perché scaturisce dalla pura osservazione clinica, e non è inseribile in nessun sistema filosofico preconcetto e precostituito. È solo un sistema scientifico, la cui interpretazione in chiave dottrinale costituisce una prevaricazione nei confronti delle intenzioni kentiane.

La vita, le opere, e il pensiero di Kent si amalgamano con lucida coerenza; le prime sono il riflesso dell'altro.

Ritengo che il miglior insegnamento che ne deriva, in definitiva, possa essere formulato con le sue stesse parole a commento del § 2 dell'*Organon* (Lezione II della Teoria):

"...quando si agisce in conformità a questi stessi principi, quando il medico abbia acquisito sufficiente dimestichezza con la Materia Medica, e abbia imparato ad applicarla con intelligenza, allora si troverà a percorrere una strada ricca di soddisfazioni che gli frutterà l'amicizia e il rispetto dei suoi pazienti.

Per di più, questo medico godrà di tutti i vantaggi di una coscienza pulita: una vita onesta ed irreprensibile.

Non merita fiducia il medico che non sa che cosa sia una vita retta".

Bibliografia

ALLEN H.J. - *Los Miasmas cronicos; Psora y Pseudopsora* - Editorial Albatros - Buenos Ayres – 1978

ALLEN T. F. - *The Encyclopedia of Pure Materia Medica* - B. Jain Publ. Co – New Delhi – 1982

BOGER C. M. - *Boenninghausen's Characteristics and Repertory* – B. Jain Publ. Co – New Delhi - 1978

BRADFORD T. L. - *La nascita dell'Omeopatia. Vita e lettere di Samuel Hahnemann* – Ed. Perla – Grosseto - 1994

DE CHIRICO T. - *Osservazioni sulla teoria dei Miasmi delle Malattie Croniche* - Quaderni di Agopuntura Tradizionale - Ed. SO WEN - Anno V, N.1 - primavera 1983

DE CHIRICO T. - *Come valutare l'efficacia della prima prescrizione* – NATOM - Milano – n. 40, luglio-agosto 1987

DE CHIRICO T. - *Omeopatia. Guida ai Rimedi omeopatici per la cura delle più comuni malattie* – Ed. Mnamon – Milano - 2014

DEMARQUE D. - *Sémiologie Homéopathique* - Librairie Le François - Paris - 1977

DEMARQUE.D. - *Techniques Homéopathiques* - Librairie Le François — Paris - 1978

DUJANY R. - *Omeopatia* - Ed. RED – Milano – 1978

ELIZALDE A.M. - *Lineamenti concettuali di Dottrina, Filosofia e Tecnica Omeopatica* - Ed. OMIT - Roma - 1981

GHATAK N. - *Chronic Disease - its cause and cure*, by P.N. Banerjee - B.A. Kalibari Road , Hazaribagh Behar – New Delhi - 1931

HAHNEMANN S.F.C. – *Etudes de Médicine Homéo-*

pathique — Ed. J.B. Baillière — Paris - 1855
HAHNEMANN S.F.C. - *Organon dell'Arte di Guarire* – Ed. EDIUM - Milano - 1977
HAHNEMANN S.F.C. - *Les Maladies Chroniques* - Ed.Maisonneuve - 1969
KENT J.T. - *La Science et l'Art de l'Homéopathie* - Ed. Maisonneuve - 1969
KENT J.T. - *Repertory of the Homéopathic Materia Medica* - Jain Publ. co. - New Delhi – 1978
KNERR C. B. - *Repertory of Hering Guidins Symptoms of our Materia Medica* – Jain Publ. Co. – New Delhi - 1980
LARNUDIE R. - *La vita sovrumana di Samuele Hahnemann, fondatore dell'Omeopatia* – Ed. F.lli Bocca – Milano - 1942
LODISPOTO A. - *Storia dell'Omeopatia in Italia* – Ed. Mediterranee – Roma - 1987
ORTEGA P.S. - *Apunte sobre los Miasmos* - Homéopatia Do Mexico A.C. - 1977
PASCHERO T.P. - *Prima Asemblea General de Homeopatia Do Mexico sobre los Miasmas - 1964*
PASCHERO T.P. - *Homeopatia* – Ed. Cemon - 1973
ROBERTS H.A.- *Omeopatia. I Principi e l'Arte del Guarire* - Ed. Mediterranee – Roma -1980
SCHMIDT P. - *Groupement Hahnemannien de Lyon. Compte réndu des Réunions* - 1966/77
SWEDENBORG E. - *Le Terre nel Cielo Stellato* - Ed. Fratelli Bocca - 1944
VITHOULKAS G. – *L'Omeopatia* –Ed. Borla- 1983

La prescrizione omeopatica

L'evoluzione del caso clinico dopo la prima prescrizione.

La vera difficoltà del medico omeopata consiste non tanto nella scelta del rimedio adatto al paziente, quanto nell'analisi del caso dopo la prima dose, al fine di valutare l'evoluzione del trattamento intrapreso e decidere quale rimedio/dose/diluizione somministrare in seguito[69].

Tale decisione, è importante affermarlo, non è affidata al caso, all'esperienza del medico o all'intuito del momento, ma è basata su criteri metodologici ben definiti, suggeriti dai nostri Maestri, che è corretto conoscere nella loro esatta formulazione.

Chiariamo innanzi tutto alcuni concetti base inerenti alla prescrizione.

Dato che l'efficacia della terapia omeopatica dipende dall'interazione tra sostanza medicamentosa[70] e il soggetto malato[71], in prima analisi è necessario pre-

---

69   Contrariamente alla metodica della Medicina ufficiale (che si svolge in tre fasi: diagnosi, prognosi, terapia), in Omeopatia la prognosi viene sempre dopo la terapia.
70   È il rimedio omeopatico estratto dai tre regni della Natura, elaborato secondo i procedimenti dettati da S.C. F. Hahnemann, il fondatore dell'Omeopatia (1755-1843), e descritto nella sua opera fondamentale, l'*Organon dell'Arte del guarire* (1810).
71   Vedi C. F. S. Hahnemann: *Organon*, § 19 e successivi. In particolare, nel § 22 dell'*Organon* è scritto: *"Le proprietà terapeutiche dei medicamenti risiedono esclusivamente nella loro facoltà di provocare sintomi patologici nell'uomo sano e di farli*

cisare cosa s'intende per rimedio e con quale criterio scegliere i sintomi del paziente.
I termini che definiscono il rimedio sono: dose, potenza, diluizione/dinamizzazione.
Quelli del paziente sono: stato generale, sintomi guida, sintomi ausiliari.

Rimedio

È la sostanza farmacologica, descritta nella Materia Medica Omeopatica[72], la quale, per avere effetto terapeutico sul paziente, deve possedere tre caratteristiche:

- *dose*: con tale termine s'intende la quantità mi-

---

sparire nel malato i medicamenti diventano capaci di sconfiggere le malattie provocando un certo stato patologico artificiale capace di annullare ed eliminare lo stato morboso presente".

72   Questa è la raccolta di tutti i sintomi dei rimedi evidenziati con le proprie modalità nel corso dei *proving* sperimentali, elencati in ordine alfabetico, e suddivisi in rubriche ben definite. La conoscenza della Materia Medica è fondamentale per il medico omeopata; tuttavia, poiché i rimedi sono tantissimi (più di 3500) ed è impossibile memorizzarli tutti, per la diagnosi omeopatica si utilizza il Repertorio, che è il suo strumento speculare, e, solo dopo la scelta del rimedio, si procederà ad una completa consultazione della Materia Medica per confermare la correttezza della nostra decisione. Poiché i Repertori in uso (anche quelli informatici) e le Materie Mediche classiche sono quasi tutti scritti in inglese, per praticità e per convenzione universale la nomenclatura dei sintomi è riportata in questa lingua. Pertanto, si farà riferimento alla parola *Pain* quando si tratta di descrivere il sintomo *Dolore*, e così via.

nima di sostanza medicamentosa[73] necessaria per stimolare la Forza Vitale.

Abbiamo la cosiddetta "dose unica"[74], che consiste in un tubetto di vetro contenente piccoli globuli di lattosio impregnati dal rimedio, da assumere interamente *una tantum*, la "dose multipla" costituita da grani più grossi conservati in un tubetto più grande, e la soluzione idroalcolica pluridose, racchiusa in un flaconcino di vetro di pochi ml[75];

- *potenza:* il concetto di "potenza" riguarda l'efficacia di quel determinato rimedio in quel particolare paziente, ed è in funzione della "sintonia energetica"[76] tra farmaco e organismo malato.
  Questo rapporto energetico dinamico, impalpabile ma puntualmente presente, costituisce il concetto base dell'Omeopatia, così come dice C. F. S. Hahnemann nel § 34 dell'*Orga-*

---

73   È il rimedio omeopatico estratto dai tre regni della Natura, elaborato secondo i procedimenti dettati da S.C. F. Hahnemann, il fondatore dell'Omeopatia (1755-1843), e descritto nella sua opera fondamentale, l'Organon dell'Arte del guarire (1810).
74   J. T. Kent (1849-1916): "*un paziente, un rimedio, una dose, da dare una sola volta*".
75   La loro posologia varia da 2-10 granuli a 10 o più gocce per volta. La confezione, una volta preparata direttamente dal medico, è ora esclusivo appannaggio di Case Farmaceutiche. Il numero di somministrazioni (dose-globuli o dose-gocce) viene fissato dal medico in base alle necessità terapeutiche (malattie acute, malattie croniche).
76   Prerogativa, questa, dell'Omeopatia, dove: "*il simile cura il simile*".

93

non: " *la potenza del farmaco deve essere il più possibile simile alla malattia per poterla debellare"*;

- *diluizione/dinamizzazione:* è il risultato di un processo farmaco-dinamico consistente nella diluizione (decimale, centesimale, cinquanta-millesimale, e korsakoviana, con procedimento manuale o a flusso continuo[77]) della sostanza, e della successiva "succussione", o agitazione, per cento volte della soluzione ottenuta attraverso le varie fasi della preparazione[78]. Ciò rende il rimedio più "attivo" a causa della disposizione "coerente" delle molecole[79].

Nel linguaggio corrente, *potenza, dinamizzazione e diluizione*[80] si equivalgono. Nella realtà, i termini vanno ben differenziati concettualmente.

Paziente

Il paziente è inquadrato, e valutato, attraverso l'anamnesi omeopatica correttamente eseguita, così come descritto da Hahnemann e da Kent. Non è il caso di dilungarsi sui criteri del procedimen-

---

77   Per il loro significato, vedi la Nota successiva.

78   Per quanto riguarda la definizione dei termini e il procedimento con cui si ottengono le varie diluizioni, vedi dalla pagina 31 il libro di T. De Chirico, *Omeopatia. Guida medica ai Rimedi omeopatici per la cura delle più comuni malattie*, Ed. Mnamon, Milano, 2014. Vedi anche la Nota 115.

79   Come precisato, con naturale chiarezza e grande spirito comunicativo, dal fisico napoletano Emilio Del Giudice (1940-2014) nel corso di conferenze e in molte sue opere.

80   Oggi queste parole sono sinteticamente definite con l'acronimo SKA (Sequential Kinetics Attivation).

to analogico e sintetico che sono alla base della visita omeopatica, da cui emergerà la scelta del rimedio giusto. È invece importante prendere in considerazione le manifestazioni e i sintomi che lo caratterizzano, che possono essere distinti in:

sintomi dello stato generale: esprimono la vitalità energetica reattiva alla malattia, e influenzano la durata della stessa. Questa "vitalità" è in funzione dell'età, dell'equilibrio psico-fisico, della qualità di vita e dell'alimentazione. È condizionata da intossicazioni croniche come fumo e alcol, dall'attività lavorativa e dall'ambiente di studio e di lavoro, dagli stress quotidiani, da malattie ereditarie e da degenerazioni croniche.
Varia nel corso delle malattie acute e croniche, e viene valutata in sintonia con il miasma predominante[81].
I sintomi sono definiti dall'affermazione: "... *mi sento...* ", e sono confermati dall'obiettività clinica;

81   I *Miasmi*, o malattie croniche recidivanti ed evolutive, su base ereditaria o costituzionale, descritti da S. F. C. Hahnemann nel suo *Trattato sulle Malattie Croniche* (1828), sono tre: la *Psora*, che è caratterizzata dalla "disritmia," cioè da malattie, spesso non gravi, che però non guariscono mai e recidivano spesso, in modo ricorrente o alternato ad altri disturbi; la *Sifilide*, da malattie che tendono alla distruzione, all'ulcerazione, e alla necrosi; e la *Sicosi*, quando le affezioni hanno carattere produttivo ipertrofico. Il nome, quasi di fantasia, è stato desunto, per analogia di comportamento e decorso, dai quadri clinici della scabbia, della sifilide e delle blenoraggia. In modo simbolico, esprime bene l'evoluzione che possono avere tutte le malattie a decorso cronico.

sintomi particolari: emergono dalla "gerarchizzazione"[82] della totalità dei sintomi presi in considerazione durante l'anamnesi al fine di trovare i "sintomi minimi di valore massimo" utili alla prescrizione. Differenziamo, così, i *sintomi guida* (specie quelli *mentali,* inerenti alla sfera psichica), i quali individuano il paziente e vengono "repertorizzati"[83] per la scelta del rimedio[84], dai - *sintomi ausiliari,* che sono rilevati nel corso dell'anamnesi, ma non vengono in genere

---

82 Cioè, dalla graduatoria, secondo la loro importanza, dei sintomi utili per l'inquadramento del caso e la definizione del paziente; tali sintomi saranno poi ricercati nel Repertorio.

83 Termine che indica il procedimento con il quale si cercano i sintomi sul Repertorio, e, una volta selezionati quelli più caratteristici del paziente, il modo con cui i rimedi corrispondenti vengono suddivisi per grado di efficacia d'azione (1°, meno importante, scritto in carattere normale, 2°, di media importanza, in corsivo, e 3°, il più importante, in grassetto). Tra questi sarà scelto il più adatto (*simillimum*) al soggetto. Con maggior numero di grado si alza la probabilità che il rimedio evidenziato sia quello giusto. Per sicurezza e conferma, bisognerà poi consultare la Materia Medica alla voce corrispondente a quella sostanza. Una volta la procedura veniva fatta manualmente su schede improvvisate o predisposte; oggi si usano programmi informatici che forniscono automaticamente tutte le informazioni necessarie (dai rimedi più indicati, con grado e percentuale, alle Famiglie, ai Gruppi appartenenti alla stessa classe chimica, per arrivare alle caratteristiche miasmatiche).

84 I *sintomi guida* sono i primi che scompaiono oppure peggiorano nel corso del trattamento. Si tratta per lo più di sintomi mentali, ben definiti nelle loro "modalità", e tipici di quel particolare soggetto (ad esempio, la paura di stare nei luoghi chiusi, oppure la tristezza al crepuscolo, e via dicendo).

presi in considerazione in quanto "meno caratterizzanti" il paziente[85].

Questi, anche se spesso sono il motivo per cui viene richiesto il consulto, non sempre scompaiono dopo l'azione del rimedio, ma il loro cambiamento è utile per controllare il decorso clinico e la bontà della prescrizione omeopatica.

Dovremo, inoltre, saper distinguere tra un "buon aggravamento", che segue sempre la Legge di C. Hering[86], e un "cattivo aggravamento" per la comparsa di sintomi nuovi a evoluzione profonda (soprattutto quelli mentali, a sfondo negativo, di tipo ossessivo o depressivo) e verso organi vitali (grave compromis-

---

85   Sono i sintomi cosiddetti "locali", riferiti, cioè, a organi e funzioni non vitali (ad esempio, la perdita di capelli, oppure la verruca al piede) e quelli "generali" (risposta dell'organismo alle variazioni di temperatura e di clima, al cambio di stagione, ecc). Servono per avere una visione più "globale e miasmatica" del paziente. Infatti, dopo l'anamnesi si compilerà sempre la cosiddetta "biopatografia", che esprime l'evoluzione nel tempo di tutti i disturbi di quel soggetto. Si potrà così scoprire come e quando determinati sintomi siano apparsi (*sintomo etiologico, ail from: "tutto è iniziato da quando "*), e come è cambiata la sua "personalità" . Ad esempio, se notiamo che il "biotipo" *Lycopodium* in tutte le fasi della sua vita si comporterà, e si ammalerà, nello stesso modo, possiamo sicuramente affermare che *Lycopodium* è il suo rimedio *simillimum*, altrimenti cercheremo un *rimedio similare* o *complementare* a quello. Questo, in sintesi è il procedimento diagnostico dell'Omeopatia Classica Unicista.
86   C. Hering (1800-1880): "*L'evoluzione della guarigione avviene in modo periferico e centrifugo, dall'alto al basso, dall'interno all'esterno, e in ordine cronologico inverso di apparizione dei sintomi*".

sione del cuore, dei reni, dei polmoni, e del fegato) che possono mettere in serio pericolo la vita del paziente.

Bisogna tener ben presente che nella scelta del rimedio si dovrà far combaciare il "genio del rimedio"[87] con tutti i sintomi caratteristici e la personalità "miasmatica"[88] del paziente ("rapporto *simillimum*[89]") oppure con la maggior parte dei sintomi più importanti ("rapporto di *similarità*").

Considerati i termini su enunciati, il controllo dell'evoluzione sarà possibile solo attraverso la valutazione del rapporto di qualità tra rimedio e potenza subito dopo la prima somministrazione, e a distanza di un tempo sufficiente per seguire l'andamento del caso (follow-up).

Avremo, allora, quattro possibilità:

- rimedio *simillimum* e potenza *simillimum*

---

87   Caratteristica per cui quel rimedio è nettamente diverso da un altro, considerando il suo aspetto "mentale" e le tipiche modalità di miglioramento e di aggravamento. Ad esempio, Bryonia e Rhus Toxicodendron hanno lo stesso tropismo verso certi organi, apparati o funzioni ma modalità opposte di "psichismo" – l'uno è calmo mentre l'altro è agitato - e di manifestazione del sintomo fisico - dolore che si calma con il riposo, nel primo, e migliora con il movimento, nel secondo – per cui, in conclusione, hanno un "genio" tra loro differente.
88   La presenza di sintomi aventi caratteristiche tipiche della *Psora*, della *Sifilide* o della *Sicosi*.
89   Il rimedio è detto *simillimum* quando copre la totalità dei sintomi del paziente, modalità e stato miasmatico compresi.

- rimedio *simillimum* e potenza troppo bassa
- rimedio *simillimum* e potenza troppo elevata
- rimedio simile e potenza *simillimum*.

Confrontando queste quattro possibilità, alla luce degli insegnamenti appresi dal professor A. M. Elizalde, integrati dalle XII Osservazioni espresse da J. T. Kent nella XXXV Lezione delle *Lectures on Homoeopatic Philosophy*, e completate nella XXXVI e XXXVII Lezione, saremo in grado di esprimere delle considerazioni conclusive che serviranno di guida nella pratica terapeutica.

Le XII Osservazioni di Kent

Rimedio *simillimum* **e potenza** *simillimum*
Sei situazioni:

1- Stato generale: miglioramento. *Sintomi guida:* scomparsa. *Sintomi ausiliari:* scomparsa. *Evoluzione:* miglioramento senza aggravamento (**IV Osservazione di Kent**). Condotta: prescrivere lo stesso rimedio a dinamizzazione differente solo se ricompaiono i sintomi.
Commento: prognosi ottima. Trattasi di disturbi funzionali e reversibili in breve tempo (malato curabile senza lesioni organiche).

2- Stato generale: miglioramento. *Sintomi guida mentali:* miglioramento. *Sintomi organici:* aggravamento, poi miglioramento. *Sintomi ausiliari:* aggravamento, poi miglioramento.
Evoluzione: aggravamento breve e forte, seguito da rapido miglioramento (**III Osservazione di Kent**) con scomparsa dei *sintomi guida* e poi dei *sintomi ausiliari*, sostituiti da *sintomi di eliminazione* (drenaggio che simula l'aggravamento).
Condotta: prescrivere solo se ricompaiono i sintomi originari, e in ogni caso ripetere lo stesso rimedio alla stessa dinamizzazione.
Commento: prognosi ottima.
Le lesioni organiche sono superficiali e l'azione del rimedio consiste nell'accelerazione

dell'evoluzione naturale della malattia. Trattasi di malato curabile con lesioni organiche in organi e tessuti non vitali, e con emuntori[90] attivi e pervi.

3- *Stato generale:* compromissione. *Sintomi guida:* miglioramento breve. *Sintomi ausiliari:* miglioramento breve.

Evoluzione: breve miglioramento, e poi arresto senza ricomparsa dei sintomi originari, ma con mediocre *stato generale*, che persiste nel tempo (**VI Osservazione di Kent**).

Condotta: attendere a lungo, e poi ripetere lo stesso rimedio alla stessa dinamizzazione.

Commento: il paziente sente che non migliora poiché la sua Energia Vitale è bassa e la risposta tarda a venire.

In questi casi siamo di fronte ad interferenze sull'energia del paziente, tipo errori di alimentazione, fumo, alcol, e irregolari abitudini di vita. È utile suggerire la modifica di tali atteggiamenti, la somministrazione di preparati fitoterapici a scopo di drenaggio, e l'utilizzo di tecniche naturali o fisiche quali il massaggio, la moxibustione e le cure termali al fine di stimolare l'Energia Vitale. Anche l'Agopuntura Cinese è in grado di contribuire al miglioramento della risposta ai rimedi omeopatici[91].

---

90   Organi o apparati, la cui funzione principale è l'eliminazione di liquidi, secrezioni, mucosità varie o sudore (tubo digerente, sistema genito-urinario, vie respiratorie, pelle e strutture linfatiche).
91   Vedi il libro di De Chirico T.: *Agopuntura e Omeopatia. Complementarietà o antitesi?* pubblicato in ebook da Mnamon.it.

In questo caso trattasi di malato curabile con lesioni organiche in organi e tessuti non vitali.

4- *Stato generale:* buono. *Sintomi guida:* ricomparsa dopo breve miglioramento. *Sintomi ausiliari:* ricomparsa dopo breve miglioramento.

Evoluzione: ritorno dei "vecchi sintomi" (**XI Osservazione di Kent**) dopo un breve miglioramento.

Condotta: ripetere lo stesso rimedio a dinamizzazione superiore solo se i vecchi sintomi non tendono a scomparire.

Commento: prognosi buona per il rispetto della Legge di Hering.

Trattasi di malato curabile con lesioni organiche in organi e tessuti non vitali.

5- *Stato generale:* miglioramento. *Sintomi guida mentali:* miglioramento. *Sintomi organici:* peggioramento, poi lento miglioramento. *Sintomi ausiliari:* peggioramento, poi lento miglioramento.

Evoluzione: persiste l'aggravamento, seguito poi da un lento miglioramento (**II Osservazione di Kent**).

Condotta: se c'é un breve miglioramento, prescrivere lo stesso rimedio alla stessa dinamizzazione solo se ritornano i sintomi originari; fino a quel momento, attendere.

Commento: la prognosi è buona, ma la malattia, in genere cronica, ha provocato lesioni al limite della reversibilità. Ciò ha messo a dura

---

Consultare anche il blog http://www.tommasodechirico.mnamon.it

prova l'Energia Vitale del paziente, la cui ripresa è di conseguenza lenta.
Trattasi di malato curabile con lesioni organiche gravi in organi vitali.

6- *Stato generale*: compromissione. *Sintomi guida*: ricomparsa dopo breve miglioramento. *Sintomi ausiliari*: ricomparsa dopo breve miglioramento.
Evoluzione: progressivo peggioramento dopo un breve miglioramento (**V-VII Osservazione di Kent**).

Condotta: ripetere lo stesso rimedio a dinamizzazioni sempre crescenti, procedendo dalle più basse alle più alte diluizioni, e con la frequenza necessaria, solo alla ricomparsa dei sintomi.
Commento: si attua la cosiddetta "palliazione"[92].

Il malato è incurabile sia per le lesioni organiche irreversibili sia per la grave intossicazione cronica, spesso dovuta a malattie evolutive e degenerative, quali tumori, malattie sistemiche, ecc.
L'Energia Vitale è bassa, la ripresa dello stato generale è lenta e il *simillimum* non riesce a dare vitalità ai tessuti.
La prognosi è infausta. In questi casi siamo autorizzati a effettuare la "soppressio-

---

92   Controllo esclusivo dei sintomi senza curare le cause di una malattia. Spesso con questo termine s'intende il trattamento "compassionevole" degli stati terminali di una malattia a evoluzione infausta. In molti casi si parla anche di "soppressione" dei sintomi.
Vedi più avanti nel testo, e alla Nota 101, il suo significato.

ne", cioè l'esclusivo trattamento dei sintomi "superficiali"[93], evitando qualsiasi cura o metodo che possa, in qualche modo, stimolare l'Energia Vitale. In caso contrario, si accelererebbe l'evoluzione negativa.

Rimedio *simillimum* e potenza troppo bassa
Consideriamo quattro situazioni nelle quali, dopo la prima prescrizione, il rimedio può essere il *simillimum* ma la potenza troppo bassa.

1- Stato generale: miglioramento breve. *Sintomi guida:* persistenza. *Sintomi ausiliari:* miglioramento breve.
Evoluzione: breve miglioramento, e poi stasi persistente (**VI Osservazione di Kent**), specie dei *sintomi guida*
Condotta: prescrivere lo stesso rimedio a dinamizzazione sempre superiore fino alla scomparsa dei *sintomi guida.*
Commento: la persistenza dei *sintomi guida* con miglioramento soggettivo ci fa pensare che il rimedio non sia arrivato in profondità.
Non si tratta tanto di bassa Energia Vitale, quanto di errore di potenza.

2- Stato generale: miglioramento breve. *Sintomi guida:* miglioramento breve. *Sintomi ausiliari:* miglioramento breve.
Evoluzione: miglioramento troppo breve (**VI Osservazione di Kent**).
Condotta: ripetere lo stesso rimedio a dina-

---

93   A volte può essere necessario anche il ricorso all'Allopatia, con i farmaci tradizionali.

mizzazione sempre superiore fino a ottenere un completo e persistente miglioramento.

Commento: il caso è analogo al precedente, tuttavia la remissione dei *sintomi guida* ci induce a pensare di aver fatto centro sul bersaglio. Purtroppo la malattia ha un andamento incalzante, e, come si dice, "mangia il rimedio".

3- *Stato generale:* peggioramento o stazionarietà. *Sintomi guida:* peggioramento. *Sintomi ausiliari:* peggioramento.

Evoluzione: forte aggravamento prolungato (**I Osservazione di Kent**).

Condotta: ripetere lo stesso rimedio a dinamizzazione superiore, nonostante l'aggravamento, fino ad ottenere un miglioramento stabile.

Commento: trattasi dei casi di disturbi "lesionali"[94] incautamente peggiorati dalla frequente ripetizione di diluizioni troppo basse, caratterizzate da esclusivo effetto organotropico[95].

Sono queste le condizioni in cui l'Omeopatia, in mani inesperte, seguendo criteri non hahnemanniani, "fa male" provocando danni duraturi e "complicando" il caso a tal punto

---

94   Sono quelli caratterizzati da lesioni organiche gravi a evoluzione cronica e progressiva, quali l'artrite reumatoide deformante e la cirrosi epatica.

95   Una sostanza ha effetto "organotropico" quando ha una naturale tendenza a curare le patologie di determinati organi o apparati; ad esempio, *Aesculus Hippocastanum* nei confronti della circolazione venosa (varici, stasi linfatica, emorroidi).

che si rende necessaria la sospensione di ogni trattamento, salvo il ricorso, a volte, addirittura all'allopatia a scopo palliativo.

4- *Stato generale:* stazionarietà. *Sintomi guida:* stazionarietà. *Sintomi ausiliari:* stazionarietà.

Evoluzione: stazionarietà del quadro clinico del paziente con comparsa dei sintomi del rimedio (**VIII-IX Osservazione di Kent**).

Condotta: rivedere il caso. Se si conferma la scelta del rimedio, ripeterlo a una dinamizzazione superiore.

Commento: trattasi di pazienti ipersensibili che "sperimentano" ogni rimedio che viene loro somministrato.

Sono i soggetti cosiddetti "idiosincrasici"[96], frequentemente "incurabili", già evidenziati nei *provings* per la sperimentazione dei rimedi ma difficilmente curabili da questi.

Per valutare il livello d'idiosincrasia (a volte limitato a certe diluizioni), e per discriminare i casi incurabili dagli altri, bisognerà attendere la scomparsa dei "sintomi del rimedio" che si sovrappongono e si sommano a quelli del paziente, e poi riesaminare il caso.

Rimedio *simillimum* e potenza troppo elevata
Si hanno due evenienze.

---

96   Idiosincrasia: ipersensibilità naturale, su base costituzionale, a determinate sostanze, anche farmacologiche.

1- *Stato generale:* stazionarietà. *Sintomi guida:* stazionarietà. *Sintomi ausiliari:* stazionarietà. Evoluzione: stazionarietà del quadro clinico del paziente, con comparsa dei sintomi del rimedio (**VII-IX Osservazione di Kent**). Condotta: rivedere il caso. Se si conferma la scelta del rimedio, bisogna ripeterlo a una dinamizzazione inferiore. Commento: come si può notare, tale situazione è analoga alla precedente. Tuttavia, non siamo alla presenza di un caso d'idiosincrasia. Ciò che cambia è la valutazione della potenza del rimedio, che è imprevedibile *a priori*.

2- *Stato generale:* peggioramento. *Sintomi guida:* peggioramento. *Sintomi ausiliari:* peggioramento. Evoluzione: forte aggravamento persistente (**I-II Osservazione di Kent**). Condotta: riesaminare il caso, e, se si conferma la scelta del rimedio, somministrarlo di nuovo alla stessa dinamizzazione. A questo punto si possono avere due effetti:
- se c'è la riacutizzazione dei vecchi sintomi (**XI Osservazione di Kent**), la prognosi è buona. Solo nel caso in cui tali sintomi non scompaiono, bisogna ripetere lo stesso rimedio a una dinamizzazione superiore. In caso contrario, occorre attendere un miglioramento persistente dopo un congruo periodo di attesa (evoluzione verso la **III Osservazione di Kent**);
- se invece compaiono nuovi sintomi in aggiunta ai precedenti (**X Osservazione di**

Kent), bisogna gerarchizzare questi ultimi e prescrivere un altro rimedio, alla stessa dinamizzazione del primo.

Commento: nel 1° caso si presenta il "buon aggravamento" perché si rispetta la Legge di Hering. Nel 2°, il rimedio non ha nessuna azione in quanto non "omeopatico" ai sintomi. Bisogna incominciare da capo e fare in fretta, perché la malattia "incalza" in senso evolutivo.

Rimedio simile e potenza *simillimum*
Due sono le possibilità.

1- *Stato generale:* stazionarietà. *Sintomi guida:* breve o parziale miglioramento. *Sintomi ausiliari:* breve o parziale miglioramento.

Evoluzione: miglioramento tropo breve o parziale (**IV Osservazione di Kent**).

Condotta: approfondire l'aspetto costituzionale, miasmatico, generale e particolare dei sintomi, e poi cambiare rimedio (ad esempio, un rimedio "complementare"[97] ad azione di-

---

97   I rimedi "complementari" sono quelli che "vengono bene" prima o dopo un altro, e ne completano l'effetto. Ad esempio, *Belladonna* prescritto dopo *Aconitum*, oppure prima di *Calcarea Carbonica*, favorisce una più rapida scomparsa dei disturbi. Esistono, inoltre, Famiglie di rimedi con analoghe capacità terapeutiche e medesimo tropismo organico, ma con diverse modalità di azione (acuta o cronica, rapida o lenta, profonda o superficiale). Tra queste, nel Mondo Vegetale la Famiglia delle *Composite*, i cui rimedi (*Arnica, Bellis Perennis, Calendula Officinalis, Echinacea Purpurea)* possono essere associati o alternati tra loro per ottenere un effetto più completo. Così pure, nel Regno Animale, i veleni di serpenti, (*Lachesis,*

versa o più profonda).

Commento: nelle malattie acute siamo alla presenza di un rimedio ad azione sintomatica, superficiale ed organotropica. Nelle malattie croniche, modificazioni strutturali organiche con caratteristiche permanenti impediscono una completa *restitutio ad integrum.*
In ogni caso, bisognerà rivedere l'insieme dei sintomi e poi somministrare un rimedio ad azione più profonda, oppure attuare una "palliazione" nei casi incurabili.

2- *Stato generale:* aggravamento. *Sintomi guida:* peggioramento. *Sintomi ausiliari:* peggioramento.
Evoluzione: aggravamento dei sintomi verso piani profondi[98] con comparsa di sintomi "superficiali"[99] e/o comparsa di nuovi sintomi "lesionali" in organi vitali (**XII Osservazione di Kent**).
Condotta: riesaminare il caso e poi somministrare un altro rimedio scelto dopo la gerarchizzazione dei nuovi sintomi ("antidotismo"[100]).

Vipera, Crotalus Horridus, Elaps Corallinus), la cui azione spesso è sinergica.
98   Sono gli organi più importanti, quali il cuore, il fegato, e i reni. Possono anche aggravarsi i sintomi mentali del paziente (paure, agitazione, allucinazioni, e depressione).
99   Interessano prevalentemente gli organi emuntori, quali la pelle, le vie urinarie, respiratorie e quelle digestive. È l'Energia di "superficie", cioè il *Tae Yang* dell'Agopuntura Cinese.
100   Un rimedio antidoto è quello che blocca l'azione di un altro. Si ritiene che l'antidoto omeopatico per eccellenza sia *Camphora*, però ogni rimedio ha il suo specifico antidoto.
In ogni caso, il miglior antidoto è lo stesso rimedio a una

Commento: in tale situazione è stata attuata una "soppressione[101]", con spostamento in profondità della malattia da parte del rimedio dotato di puro "organotopismo", prescritto cioè solo sulla base delle manifestazioni cliniche "superficiali." Bisognerà antidotarlo, previa revisione del caso.

Avremo due possibilità:

- aggravamento dei vecchi sintomi: trattasi di errore di diluizione. A questo punto bisognerà dare lo stesso rimedio a dinamizzazione superiore;

- comparsa di nuovi sintomi: il rimedio è sbagliato. Bisognerà somministrarne un altro che curi i nuovi sintomi partendo dalla stessa dinamizzazione del precedente.

---

dinamizzazione superiore.

101   È la cura dei sintomi "superficiali" senza tenere conto dei sintomi generali, specie quelli mentali, e dei sintomi guida. Un trattamento soppressivo può essere, ad esempio, l'eliminazione di una verruca con rimedi che non rispecchiano l'unitarietà dei sintomi del paziente, oppure con applicazioni solo locali (anche omeopatiche) o con l'eliminazione chirurgica.

Deduzioni conclusive e consigli pratici

In conformità a quanto elencato e descritto, possiamo pertanto concludere che, se non vi è similarità, anche parziale, tra rimedio e paziente, non vi sarà alcuna reazione. Un rimedio del tutto sbagliato non provocherà alcuna modificazione nel quadro clinico, a parte i rari casi d'idiosincrasia. Al massimo, come diceva Hahnemann (il quale spesso, per "tirarsi su", si prendeva una dose di *Sulphur*) un rimedio assunto occasionalmente, anche per errore, può solo dare una sollecitazione alla Energia Vitale, e nulla di più.

Pertanto, sono del tutto ingiustificati i timori di chi crede di aver fatto danni con l'incongrua e inopportuna somministrazione *una tantum* di un qualsiasi rimedio scelto a caso, con scarsa o nulla similarità[102]. La scelta iniziale della diluizione, dose e dinamizzazione del rimedio da somministrare, è frutto di una valutazione che non può essere inquadrata a priori in criteri di massima ben definiti, bensì solo indicativi. Possiamo in tutta tranquillità affermare che l'angoscia dei principianti circa la decisione della scelta di cui sopra, è del tutto fuori luogo in quanto, comun-

---

102   Tuttavia, bisogna fare attenzione a non prescrivere solo sulla base dei sintomi organici utilizzando a lungo elevate diluizioni/dinamizzazioni poiché si può attuare una "soppressione", difficilmente trattabile in seguito con i rimedi omeopatici. Un conto è la terapia "a casaccio" fatta dagli inesperti con rimedi a bassa diluizione, assai vicini alla Tintura Madre, ai limiti della fitoterapia, un altro è la cura con superficiale cognizione della teoria omeopatica, senza chiara finalità e, soprattutto, senza seguire un metodo corretto, che è quello dettato dai nostri Maestri. Nei casi dubbi, è meglio astenersi. Kent suggeriva: "*Wait and see*", aspetta e osserva.

que si decida, saranno gli elementi prognostici su indicati a confermare la bontà o meno della scelta e del procedimento intrapreso, e a suggerire un eventuale trattamento correttivo.

In ogni caso, sulla base delle esperienze acquisite, può essere utile seguire anche i consigli espressi dal dottore veterinario F. Del Francia (1928-2011), che sono in linea con la tradizione dell'Omeopatia classica ("unicismo hahnemanniano")[103].

È sconsigliabile prescrivere quando il quadro clinico è in movimento, quando l'aggravamento non è ancora terminato, e quando il paziente sta bene.

Importante è sapere se i sintomi apparsi dopo l'assunzione del rimedio sono gli stessi di prima, se hanno la stessa intensità e durata, oppure sono del tutto nuovi per carattere e quantità.

Quando l'andamento dei sintomi, dopo la ripetizione del rimedio, mostra prolungata stazionarietà o scarso miglioramento, l'esperienza insegna che siamo autorizzati a somministrare un "nosode"[104] il più possibile in linea al quadro clinico- miasmatico, per "sbloccare" il caso.

Il quadro sinottico su riportato va letto, nel contesto clinico, a ritroso cioè inizialmente bisognerà conside-

---

103   Vedi le sue opere in Bibliografia.
104   Il "nosode" è una sostanza che viene trattata omeopaticamente dopo essere stata estratta da tessuti affetti da malattie, tipo Tubercolinum, da secrezioni patologiche, tipo Medorrhinum, oppure da derivati batterici, tipo Colibacillinum, ecc. Agisce per "analogia" (*isoterapia*) alla malattia (*Tubercolinum nelle affezioni respiratorie, e Colibacillinum nelle infezioni delle vie urinarie*) oppure sul terreno miasmatico (*come Medorrhinum*).

rare lo *Stato generale*, i *Sintomi guida* e quelli *ausiliari*, e successivamente si leggerà l'interpretazione evolutiva (le XII Osservazioni di Kent) e si procederà nel senso delle decisioni suggerite.

Infatti, solo dopo la prima somministrazione si potrà capire se trattasi di malato curabile o incurabile, organico o funzionale, con lesioni reversibili o irreversibili, se si è attuata una "soppressione", se si deve effettuare una "palliazione", oppure se occorre antidotare il rimedio, se c'è stato un aggravamento "buono" o uno "cattivo", e valutare in tal modo, e in un momento successivo, la prognosi che, contrariamente alla metodica della medicina ufficiale, in Omeopatia viene sempre dopo la terapia.

Infatti, solo dopo la stimolazione dell'Energia Vitale (ottenuta con la somministrazione del rimedio) potremo capire come reagisce l'organismo, che direzione prendono le possibilità difensive, e quale sarà l'evoluzione della malattia.

La risposta (l'esperienza insegna) è spesso imprevedibile, e malattie ritenute a volte incurabili e croniche, con lesioni organiche irreversibili, possono manifestare sintomi di regressione con parziale *restitutio ad integrum*.

Riflettendo così, sulla base di procedimenti metodologici chiari, sulle decisioni che hanno portato alla scelta del rimedio e sul risultato ottenuto, ci apparirà chiaro, come in un puzzle, l'andamento della nostra prima prescrizione, e capiremo se abbiamo somministrato il giusto rimedio alla giusta potenza[105].

---

105   Per approfondire l'argomento, in un quadro sinottico, vedi dalla pagina 547 il mio libro: Omeopatia. Guida medica ai rimedi omeopatici per la cura delle più comuni malattie, Ed.

Casi clinici e considerazioni teoriche

Tre sono le difficoltà che incontra chi intende dedicarsi all'Omeopatia: l'apprendimento della teoria, l'applicazione della stessa nell'analisi dei sintomi e nella prescrizione del rimedio, e il trattamento terapeutico vero e proprio.

I primi due momenti sono di acquisizione relativamente facile.

Le capacità del medico omeopatico sono messe, invece, a dura prova nelle fasi che seguono la prima prescrizione, e pertanto all'inizio della terapia.

Moltissimi sono gli errori che possono essere commessi a seguito di una superficiale valutazione del modo con cui si modifica il quadro clinico dopo la prima somministrazione.

La risposta a domande come: <*Sarà aggravamento "buono" o "cattivo". Sarà soppressione? Devo attendere? Devo dare un altro rimedio o lo stesso a dinamizzazione diversa? Oppure un placebo?*> non è facile.

Tanto più che la questione raramente viene affrontata nei vari Corsi d'insegnamento d'Omeopatia.

In realtà, il modo più semplice per contribuire al chiarimento di talune perplessità che la pratica mette in evidenza, è l'analisi stessa dei casi osservati di persona.

Pertanto, descriverò due casi clinici per dimostrare come il corretto uso del Repertorio di Kent è fondamentale, tanto nei casi acuti quanto in quelli cronici, per la prescrizione del rimedio e per la successiva va-

Mnamon, Milano, 2014, presente in ebook presso il sito Mnamon.it, e in formato cartaceo su Amazon.it

lutazione evolutiva[106].

Primo caso

Una signora di ventinove anni m'interpella per una fastidiosissima cefalea a carattere pressoché costante che l'affligge da mesi, trattata con scarso successo con antinevralgici e fans. Le caratteristiche della cefalea sono le seguenti (*sintomi guida*):

- inizia dopo le ore 14, a partenza dalla regione frontale (155)
- aggravamento netto all'esposizione della luce artificiale (141)
- sensibile miglioramento sdraiandosi in un ambiente in penombra (142).

Il rimedio presente costantemente, a elevato grado di frequenza e di azione, in queste tre rubriche è *Sepia*. Le altre caratteristiche (*sintomi ausiliari*), per quanto non peculiari né costanti (miglioramento all'aria aperta e alla pressione sulla fronte, inizio prevalentemente premestruale, associazione con nausea) confermano il rimedio.

Trattandosi di un'affezione acuta, anche se di non recente insorgenza, con caratteristiche semeiologi-

---

106   Il numero scritto tra parentesi si riferisce alla pagina corrispondente del Repertorio di Kent; laddove il numero è seguito da B, ci si deve riferire al 1° volume (sintomi psichici) del Repertorio di Barthel. Nei testi classici tutti i sintomi sono espressi in lingua inglese; nel Syntethic Repertory di Barthel-Klunker, in inglese, francese e tedesco.

che[107] soprattutto locali, non ho approfondito i sintomi mentali e quelli generali perché la paziente era talmente presa dal suo disturbo da non poter concentrare l'attenzione su altri particolari, salvo le modalità sopra descritte.

Durante l'interrogatorio ho appreso inoltre che, da tempo, la signora si lamenta di gambe gonfie, per lo più alla fine della giornata, che da due mesi ha notato un'eccessiva perdita di capelli non altrimenti spiegabile, che non sopporta di stare a lungo negli ambienti chiusi e privi di aerazione, che sul posto di lavoro è estremamente irritabile e scatta per un nonnulla (*sintomi generali*).

Prescrizione: *Sepia* 1000 K, una dose una sola volta.

Dopo un mese mi riferisce che, dieci giorni dopo aver preso il rimedio, ha notato un progressivo miglioramento della cefalea, non preceduto da un episodio di aggravamento, fino alla sua definitiva scomparsa dopo circa una settimana.

La rivedo ancora a distanza di due mesi dalla prescrizione. A questo punto mi conferma che non solo non si è più ripresentata la cefalea, neanche in coincidenza con il premestruo, ma lei stessa è diventata più serena e conciliante nell'ambiente di lavoro, le gambe sono meno gonfie, ed ha notato pure un rallentamento nella caduta dei capelli[108].

La prima prescrizione è stata giusta: il rimedio giusto, la diluizione giusta, la dinamizzazione idonea allo stato energetico della paziente.

---

107   Il termine viene da Semeiotica, che è lo studio dei sintomi in Medicina.
108   Per la verità, si era dimenticata di questo particolare; solo la mia domanda diretta le ha ricordato il problema dei capelli.

Simillimum o rimedio similare? Caso acuto o caso cronico?

Sepia è (molto probabilmente) il suo rimedio "di fondo"[109] che ha curato una malattia ben localizzata e modalizzata, le cui caratteristiche semeiologiche rispecchiano in pieno la "patogenesia"[110] di *Sepia*, oppure trattasi di affezione organica acuta temporaneamente controllata dal rimedio seguendo il criterio analogico dei sintomi omeopatici[111]?

È difficile dirlo se l'episodio non è controllato con un lungo *follow-up*.

Si tratta, comunque, di un caso che richiede una rapida e corretta decisione, così come può occorrere a chiunque per fugaci, occasionali consulti.

La bontà della prescrizione è dimostrata dal decorso, che si è confermato favorevole in un tempo non breve: sia i sintomi organici sia quelli mentali si sono lentamente e progressivamente risolti.

Una seconda prescrizione, pertanto, non è stata necessaria.

Solo nel caso in cui si ripresentasse la cefalea, se le modalità e le caratteristiche fossero le stesse di prima, prescriverò ancora *Sepia* a dinamizzazione diversa.

Qualora le modalità fossero diverse, e la cefalea accompagnata da altri sintomi ben definiti e costanti,

---

109   È il simillimum.

110   Termine con cui s'indica l'insieme dei sintomi provocati durante il *proving* (sperimentazione) di un rimedio, che, una volta riportati con le stesse parole dello sperimentatore, rubrica dopo rubrica, secondo il criterio dall'alto in basso, e con le modalità e le caratteristiche specifiche, andranno a costituire la Materia Medica Omeopatica di quel rimedio.

111   In questo caso si parla di *rimedio similare*, oppure di *rimedio complementare* al suo *simillimum*.

rivaluterò il caso, cercherò nuovi sintomi sul Repertorio e, se si evidenzierà un rimedio diverso da *Sepia*, lo somministrerò sempre alla millesima diluizione korsakoviasna[112], dal momento che, precedentemente, la mia paziente ha reagito bene a questa diluizione/dinamizzazione.

Pertanto, il corretto uso del Repertorio di Kent è indispensabile nella pratica clinica.

La memoria è fallace, l'esperienza e l'intuito non bastano, la conoscenza di tutta la Materia Medica Omeopatica è impossibile, data la sua vastità.

Come dice Kent: *"Il repertorio è solo un compagno affidabile e un aiuto a volte indispensabile"*.

Secondo caso

Rispetto al caso precedente, ho proceduto in modo opposto.

Siamo alla presenza, infatti, di una serie di affezioni a evoluzione cronica e progressiva, i cui sintomi organici in atto, tuttavia, perdono di valore di fronte al profondo disturbo che ha sconvolto e condizionato la vita e lo sviluppo della personalità del soggetto.

Una ragazza di ventiquattro anni mi si presenta per un'affezione reumatica agli arti, risalente all'età infantile, di cui residua al momento una "tenovaginite retraente" alle mani e ai piedi che le provoca intenso dolore e limitazione funzionale (*sintomo ausiliare*).

È al 2° mese di gravidanza e teme un peggioramento dei sintomi durante il corso della stessa; per questo, come per eventuali disturbi, non intende prendere farmaci allopatici per timore di danneggiare i feto.

---

112   Vedi la Nota 115.

L'anamnesi evidenzia una sintomatologia a carattere prevalentemente reattivo e violento, a impronta miasmatica di tipo "sicotico", di cui il reumatismo articolare è un aspetto.

Riferisce, infatti, di aver sofferto sin dall'età si sei anni di crisi di rinite e asma di natura allergica (ai fiori) a lungo trattata con vaccinoterapia, di crisi periodiche di febbre elevata ad etiologia non accertata (non di natura streptococcica in quanto il trattamento penicillinico protratto per anni non è riuscito a controllarle), di sintomi di gastrite con rifiuto di cibo e progressiva anoressia (*sintomi generali*).

Scegliere un rimedio unico basandosi su tutta questa sintomatologia, le cui "modalità" sono poco caratterizzanti e peculiari, sarebbe stata impresa non facile se non avessi deciso d'indirizzare l'interrogatorio sulle possibili cause (traumatiche, morali, emotive, affettive, religiose, ecc).

In concreto, ho deliberatamente trascurato di analizzare i sintomi organici focalizzando l'attenzione proprio sul movente etiologico.

Il rifiuto da lei messa in evidenza sin dall'età infantile verso fiori, cibo, clima, ecc, mi ha spinto a ricercare nell'anamnesi qualche episodio, risalente all'età di sei anni, in grado di motivare una tale serie di meccanismi patogenetici organici così disordinati e incontrollati che solo un'eccessiva reazione "sicotica" a un profondo "insulto psorico" può giustificare.

Durante l'interrogatorio risalta un particolare che si fa progressivamente più evidente, fino a diventare una costante e imperativa presenza nella vita di questa ragazza.

L'episodio, che ha condizionato tutta la sua vita, fu a

decisione del padre, da lei tanto amato, di abbandonare la famiglia. In tenera età ebbe la prima crisi di asma quando lo vide partire; era sotto un albero di mimosa e gli esami successivi dimostrarono allergia proprio al fiore della mimosa.

Questo rapporto di amore-odio inespresso, anzi represso, verso una presenza familiare per lei tanto importante, ha permeato tutta la sua vita (*sintomo guida*).

Il grave insulto ha messo in luce tutta la sua "debolezza psorica"; per sopravvivere ha dovuto reagire in modo "sicotico", e ciò le ha arrecato i danni organici descritti.

Ha dovuto odiare il padre, finendo poi per odiare se stessa, per mantenerlo in vita, nei suoi ricordi, giustificando in tal modo una continuità di sentimento, anche se di senso opposto.

C'è un rimedio nella Materia Medica Omeopatica che rispecchia in pieno la "tematica" che l'ha sconvolta: gelosia = amore/odio (532 B − 654 B), il quale cura anche l'allergia primaverile con asma (326) e l'anoressia mentale (421 B): *Lachesis Trigonocephalus*.

Le ho prescritto una dose unica di *Lachesis* 200 CH, rimedio che non solo copre tutti i suoi sintomi, ma ha anche un'importante impregnazione miasmatica di tipo "sicotico".

Nel volgere di poche settimane sono migliorati il dolore e l'impotenza funzionale degli arti. Quello che nettamente è migliorato, però, è stato l'umore, prima sempre triste, depresso, pessimista, che le condizionava gli atti della vita quotidiana in modo tale da rendere difficili i rapporti con il prossimo.

Ho, a questo punto, somministrato progressivamente *Lachesis* a diluizioni e dinamizzazioni crescenti (mille e diecimila K) poiché i miglioramenti erano di breve durata.

Dopo tre mesi, la situazione è radicalmente cambiata; non accusa più dolori, muove meglio gli arti, pur affetti dalle deformazioni, e non ha avuto alcuna ripresa di episodi di rinite né di asma.

Durante l'evolversi della gravidanza, che peraltro è proceduta benissimo, ha voluto rivedere il padre con cui si è finalmente riconciliata ricucendo in tal modo una profonda ferita che l'ha lacerata per anni (tempo fa, mi ha confessato, non avrebbe mai avuto né il coraggio né la volontà di rivederlo).

Questa decisione equivale a una presa di coscienza, e a un perdono, per la verità — a mio parere — più verso sé stessa che verso il padre.

In questo secondo caso, trattandosi apertamente di affezione duratura con profonde radici nel vissuto della paziente, ho concentrato l'attenzione sul movente psicologico (*sintomo etiologico*).

Ho cercato, e raccolto, nei Repertori di Kent e di Barthel, i sintomi essenziali che caratterizzano la sofferenza mentale, e conseguentemente fisica, della paziente, così come appreso dagli insegnamenti del prof. Alfonso Masi Elizalde (1932-2003) circa lo studio dei "temi del Nucleo Psorico", e ho somministrato un rimedio unico a diluizioni progressivamente crescenti, seguendo l'andamento e la durata dei miglioramenti.

La successiva evoluzione clinica ha confermato la bontà della scelta e della condotta.

La sua "Psoro-Sicosi" è stata "sollecitata" dal rimedio in modo dolce: *cito, tuto et iucunde.* È il suo *Simillimum?*

Commento

Nel primo caso i sintomi locali, acuti, organici, hanno permesso di evidenziare un presumibile "rimedio di fondo".
Nel secondo ho trascurato di proposito l'analisi dei sintomi organici, perché ciò avrebbe portato a una confusione nella scelta del rimedio, per concentrare l'attenzione sul movente che ha scatenato tutta una sequela di reazioni patologiche.
In entrambi i casi, il Repertorio mi ha guidato nella ricerca del rimedio unico, la cui somministrazione avrebbe permesso di sollecitare l'Energia Vitale nel senso della guarigione.
Il controllo in un tempo non breve dell'evoluzione dell'andamento della sintomatologia clinica, ha confermato la validità della mia prescrizione[113].

---

113   Questi articoli, compresi i casi clinici, risalgono agli anni 1986 e 1987. Per completezza, nelle Note ho aggiunto degli aggiornamenti di teoria e la spiegazione dei termini più complessi per il pubblico non competente. Tuttavia, la loro attualità è sempre presente, perché i meccanismi di diagnosi e cura con la metodica omeopatica non sono mai cambiati.
Ieri come oggi si possono fare le stesse diagnosi e scegliere rimedi analoghi utilizzando questo procedimento che, proposto da J. T. Kent sin dalla fine del XIX secolo, dalla repertorizzazione dei sintomi all'utilizzo delle sue XII Osservazioni, non ha mai cessato di confermare la propria validità nella pratica clinica. Di conseguenza, anche la bibliografia è datata allo stesso periodo.
Una bibliografia più completa si trova nel mio libro:

Bibliografia

Bienveniste J.: *La mia* verità *sulla Memoria dell'Acqua*, Macroedizioni, Cesena, 2006.

De Chirico T.: *Agopuntura e Omeopatia. Complementarietà o antitesi?*, Quaderni di Agopuntura tradizionale, Ed. SO WEN, Milano, autunno 1983.

De Chirico T.: *La seconda prescrizione, Rivista* Natom, Milano, 29/1986.

Del Francia F.: *La scelta della potenza omeopatica*, Rivista Natom, Milano, N. 31/1986.

Del Francia F.: *Omeopatia Veterinaria*, Ed. RED, Milano, 1985

Del Giudice N., Del Giudice E.: *L'Omeopatia e la dinamica della Materia Vivente*, Rivista Empedocle, Ed. IPSA, Palermo, N. 1/1983.

Del Giudice E., Del Giudice N.: *Proposte per una terapia biologica*, Rivista Empedocle, Ed. IPSA, Palermo, N. 7/1984,

Elizalde A. M.: *Lineamenti concettuali di dottrina, filosofia e tecnica omeopatica*, Ed. OMIT, Roma, 1981.

Ferrarelli E.: *Energie in Omeopatia*, Ed. Bios, Cosenza, 1981.

Gatak N.: *Malattia Cronica. La causa e la cura*, Ed. OMIT, Roma, 1985.

Hahnemann S. F. C.: *Organon dell'Arte del guarire*, EDIUM, Milano, 1977.

Kent J. T.: *Lezioni di Omeopatia*, Ed. EDIUM, Milano, 1978.

Omeopatia. Guida medica ai rimedi omeopatici per la cura delle più comuni malattie, Ed. Mnamon, Milano, 2014, presente sia in ebook nel sito Mnamon.it, sia in formato cartaceo su Amazon.it. Vedi anche il mio blog http://www.tommasodechirico.mnamon.it

Lasne Y., Duplan J. C., Mallet J.: *Dimostrazione di segnali fisici provenienti da soluzioni diluite dinamizzate ovvero "omeopatiche"*, Rivista Empedocle, Ed. IPSA, Palermo, N. 14/1986.

Vithoulkas G.: *La scienza dell'Omeopatia*, Ed. Cortina, Milano, 1986.

Note Pratiche

La terapia omeopatica della cefalea

Per incidenza statistica, caratteristiche cliniche e abuso di farmaci, la **cefalea** costituisce un importante capitolo della Medicina.

Inquadramento nosologico secondo la Medicina Tradizionale

Premesso che i termini correnti di *cefalea, cefalalgia, mal di testa* ed *emicrania,* tra loro sinonimi, indicano un sintomo e non la malattia, la Medicina Ufficiale fornisce questa classificazione:

a). **cefalea da malattia cerebrale organica:**
   1. **intracranica,** se provocata da tumori cerebrali primitivi, da ascessi, da emorragie, da ematomi, da encefalite, e da meningite;
   2. **cranica,** se provocata da tumori metastatici nella teca dell'osso, o dal morbo di Paget;
   3. da **lesione dei nervi sensitivi del cranio,** quali l'infezione da herpes zoster;
   4. da **patologie vascolari e tossiche,** quali l'**emicrania** unilaterale o diffusa su base costituzionale e familiare, il mal di testa da intossicazione alcolica, da farmaci o da sostanze tossiche, da uremia, da ipertensione, e la **cefalea a grappolo** o istaminica;
   5. **extracranica,** se provocata da malattie dell'occhio, dell'orecchio, dei seni paranasali, del cavo orale, della colonna vertebrale,

dell'apparato cardio-circolatorio, dell'apparato digerente e di altri organi come il midollo osseo;

b). **cefalea post-traumatica,** se dovuta ai postumi di traumi diretti ed indiretti delle strutture cranio-vertebrali;

c). **cefalea psicogena,** di gran lunga la più frequente è tipica dei soggetti ansiosi, depressi, ipersensibili, affetti da turbe del comportamento, che mal sopportano gli stress psichici e le emozioni, e fanno di tutto per attirare l'attenzione;

d). **cefalea funzionale o muscolo tensiva,** se provocata da tensione e contrazione dei muscoli del collo. Questa si manifesta in soggetti affetti da artrosi cervicale e con tendenza alla sedentarietà, la cui attività si svolge prevalentemente alla scrivania; in questo caso, lo stress psicologico, l'attenzione visiva verso un punto fisso, come il monitor di un computer, di un apparecchio televisivo, di un tablet o altro, e la concentrazione mentale, svolgono un ruolo di primo piano.

Inquadramento secondo la Medicina Omeopatica

Invece, secondo la Medicina Omeopatica, l'inquadramento è molto più semplice: si prende in considerazione solo il "dolore al capo" così come viene descritto dal paziente insieme a tutte le modalità di comparsa, di miglioramento e di aggravamento del sintomo; si valuteranno anche le cause scatenanti, il momento e i tempi d'insorgenza, la sede e la localizzazione dei punti dolenti della testa, la zona d'irradiazione, le sensazioni soggettive più importanti, i sintomi che si manifestano contemporaneamente alla cefalea, che sono, per lo più, di natura visiva (annebbiamento della vista, visione doppia) e gastrointestinale (nausea e vomito), e infine quelli emotivi e comportamentali (nervosismo, depressione, insonnia).

L'efficacia dell'Omeopatia, in questa patologia, è indubbia, e spesso costituisce l'unico trattamento valido in grado di ottenere risultati duraturi senza effetti collaterali o fenomeni tossico-farmacologici avversi. In particolare, rispondono assai bene al trattamento omeopatico i dolori di testa mestruali, provocati da congestioni cerebrali transitorie in donne predisposte per familiarità e affette da ipersensibilità alle variazioni periodiche ormonali, le quali, nello stesso momento, possono presentare anche altri sintomi, vuoi di natura ginecologica (mastodinia, crampi all'utero) vuoi riferiti ad altri organi (facile irritabilità, nausea, vomito, perdita momentanea della vista e vertigini).

Tanti sono i Rimedi descritti nelle Materie Mediche Omeopatiche in grado di curare il *"dolore al capo"*; qui i singoli Rimedi sono accuratamente e dettagliatamente riportati con le loro peculiari caratteristiche del dolore, dalla sensazione soggettiva alla localizzazione con la sede d'irradiamento, dalla possibilità di miglioramento e di peggioramento alla tipologia caratteriale del malato, dall'indicazione delle cause e del momento d'inizio del disturbo ai sintomi d'accompagnamento che interessano altri distretti corporei.

Questi sono i Rimedi Omeopatici più importanti usati nella cura della **cefalea**, descritti con tutte le loro caratteristiche modalità nel rispetto della individualità di cura:

ARSENICUM ALBUM: per dolore bruciante a sede per lo più sopraciliare, periodico (ogni 2-7-14 giorni), notturno, che migliora con applicazioni fredde; è aggravato dal clima freddo; in soggetti paurosi, ansiosi, scrupolosi, metodici e irrequieti, con incertezza economica sul futuro.

BELLADONNA: per cefalea pulsante, congestizia, prevalente al lato destro, "*che fa impazzire*", legata a crisi vascolari di tipo ipertensivo, che inizia improvvisamente e altrettanto rapidamente scompare; con volto arrossato, sudato, pupille dilatate, occhi arrossati; che migliora con la pressione locale, con gli impacchi freddi, in posizione seduta; è aggravata con la luce, dai rumori, dal caldo, con il movimento, stando sdraiati; in soggetti violenti, facilmente irritabili, loquaci, irrequieti. Spesso insorge dopo esposizione prolungata al sole.

BRYONIA: per cefalea che inizia al risveglio, appena aperto gli occhi; che migliora stando tranquilli, al buio, lontano da fonti di rumore, con una benda stretta fortemente sulla fronte e con applicazioni di ghiaccio; si aggrava con il minimo movimento, anche degli occhi, dopo ogni atto violento (tosse, defecazione, profonde inspirazioni), con i rumori, con la luce; si attenua un po' verso sera; parte dalla fronte e s'irradia all'occipite; la sensazione è di scoppio, "*come se il cervello uscisse dal cranio*"; è associata a nausea, a vomito, a sete di grandi quantità di acqua fredda; compare in soggetti ostinati, collerici, capricciosi, taciturni, apprensivi sull'avvenire, sullo stato di salute, sul lavoro, e sul benessere economico. È la *cefalea del manager stressato*.

CIMICIFUGA: per cefalea periodica, mestruale, che parte dall'occipite e si irradia al vertice e agli occhi, più a destra; è migliorata dalla pressione, da applicazioni calde, mangiando; è peggiorata dai rumori, dal freddo umido; in donne di umore variabile, loquaci, incoerenti, ora depresse ora aggressive, affette da disturbi della sfera genitale.

GELSEMIUM: per cefalea tipo "*senso di pesantezza*" che va dall'occipite alla fronte; "*come un laccio stretto sulla fronte*"; è preceduta da debolezza, da tremori, da abbassamento della vista, ed è seguita da abbondante minzione di urina chiara che migliora la cefalea; è migliorata stando in piedi, a testa alta, bevendo alcolici e con lento movimento all'aria aperta; è peggiorata con il caldo e con l'emozioni violente; in soggetti ipersensibili, paurosi, pigri, facilmente impressionabili, ipotesi e ipotonici. Spesso corrisponde alla *cefalea oftalmica*.

LACHESIS: per cefalea che compare subito al risveglio, battente,congestizia, *"come una morsa"*; con viso arrossato, dolore agli occhi, *"sensazione che questi siano stirati in dentro"*; parte dall'occipite e si irradia alla tempia sinistra; è migliorata all'apparire del flusso mestruale, da emissione di liquidi organici (sangue, urine, sudore, diarrea) e con impacchi freddi; è peggiorata dopo esposizione al sole, nel premestruo, dopo abuso di alcol; è prevalente nelle donne con problemi mestruali e in menopausa, nei soggetti iperattivi fino allo stato maniacale, loquaci, sospettosi, gelosi, affetti da patologie cardiovascolari (angina, ipertensione).

NATRUM MURIATICUM: per cefalea cronica, periodica (a giorni alterni), *"martellante"*; che inizia al sorgere del sole, o al risveglio, e non cessa fino a sera; è migliorata da impacchi freddi; è peggiorata da ogni sorta di movimento (del capo, degli occhi, con i colpi di tosse, respirando profondamente), dal caldo, in riva al mare; è accompagnata da lacrimazione, da sete intensa, nausea e vomito; spesso è in rapporto con il ciclo mestruale; in soggetti sensibili alle emozioni, alle delusioni sentimentali, alla musica, tristi e taciturni, che amano soffrire in silenzio e vanno subito in collera se si sentono osservati e si cerca di parlare con atteggiamento consolatorio.

NUX VOMICA: per cefalea frontale, mattutina, *"come un chiodo"*; con vertigini e vomito; è migliorata con il riposo, al caldo; è peggiorata dalla luce, dai rumori anche minimi, dopo esposizione alle correnti d'aria, al vento e al freddo; in soggetti irritabili, ipersensibili, aggressivi, pignoli, criticoni, che abusano di alcolici e di farmaci, e che presentano frequenti disturbi gastrointestinali, definiti genericamente come *dispepsia* oppure *indigestione*.

SANGUINARIA: per cefalea battente, violenta, irradiata dal vertice e dall' occipite all'occhio e alla tempia destra; periodica (ogni 2-7-14 giorni), con arterie temporali congeste e pulsanti in modo ben evidente; inizia al mattino e si attenua verso sera; è accompagnata da bruciori allo stomaco, d'abbondante saliva, da vampate di calore al viso e al palmo delle mani: è migliorata con il riposo, con la forte pressione locale, con l'emissione di gas intestinali e con la minzione; è peggiorata dal movimento, dalla luce, dai rumori, dagli odori e da correnti d'aria; in soggetti agitati, irritabili, collerici e di cattivo umore; potrebbe essere il quadro clinico dell'*arterite temporale* con crisi emicraniche.

SILICEA: per cefalea periodica (ogni 7 giorni) cronica, a sede occipitale, irradiata all'occhio destro; è migliorata dalla pressione locale e da applicazioni calde; è peggiorata dal freddo umido e dal movimento all'aria aperta; sono presenti capogiri, nausea, vomito, e abbondante sudorazione fredda; in soggetti freddolosi, timidi, insicuri, ansiosi, ma a tratti tenaci e cocciuti con metodica pignoleria; può essere la cefalea da *cervicoartrosi*; frequente è l'aggravamento con la luna piena.

SPIGELIA: per cefalea occipitale irradiata alla regione sopra orbitaria sinistra, battente, periodica; con violenti dolori al globo oculare, con lacrimazione, acidità di stomaco e vomito; è migliorata dal riposo sul lato destro e a testa alta; è peggiorata dal movimento, dal fumo, dall'umidità, dalla pioggia; in soggetti melanconici, con difficoltà all'impegno mentale, con paura di aghi e spilli; *"non può girare gli occhi, che gli sembrano aumentati di volume, ma deve muovere tutta la testa"*; è frequente in soggetti ipertiroidei e cardiopatici con disturbi del ritmo cardiaco.

SULPHUR: per cefalea congestizia cronica del vertice, oppure alla tempia sinistra, periodica (ogni 2-7-14 giorni); inizia al mattino con acme a mezzogiorno; s'accompagna a sensazione di caldo; è preceduta da scotomi ed è seguita da nausea e vomito; è migliorata da impacchi freddi; è peggiorata dal caldo; in soggetti pletorici, obesi, ipertesi, pigri, sedentari, egocentrici, affetti da ogni tipo di disturbo, specie digestivo e cutaneo, e fortemente intossicati da abuso di cibo, di alcol, di fumo e di farmaci.

THUJA: per cefalea violenta a sede occipitale, irradiata all'orbita sinistra, *"come un chiodo piantato nel cranio"*; accompagnata da vomito, vertigini e sudorazione profusa; è migliorata dalla pressione locale e dal caldo; è peggiorata dal clima umido; in soggetti solitari, tristi, affetti da idee ossessive, scrupolosi fino alla mania[114].

La terapia omeopatica consiste nella somministrazione del Rimedio in modo unitario (cioè solo quello) nella diluizione prescritta dal medico (in genere, dalla 4 CH fino alla XM K[115]) secondo certe modalità

---

114   Tutta questa classificazione, con la descrizione dei Rimedi, è tratta dal libro del dottor Tommaso De Chirico: Omeopatia: Guida medica ai rimedi omeopatici per le più comuni malattie, Ed. Mnamon, Milano, 2014; il volume è reperibile presso Mnamon.it oppure nel sito Amazon.it, sia in formato ebook sia in formato cartaceo.

115   Il processo di diluizione dei Rimedi omeopatici avviene secondo un processo o decimale (1 parte di sostanza, detta Tintura Madre, in 9 parti di diluente idro-alcolico costituisce la 1 DH, 1° Diluizione Hahnemannia) oppure centesimale (1 dose di T.M. in 99 parti di diluente costituisce la 1 CH, 1° Centesimale Hahnemanniana).

Le diluizioni K (dette Korsakoviane, dal medico russo Simeon Nicolaievitch Korsakov, allievo di Hahnemann) sono più semplici, anche se imprecise, perché utilizzano un solo flacone in cui, a ogni passaggio, viene svuotato il contenuto; la sostanza medicamentosa adesa alle pareti, una volta riempito il flacone con un nuovo solvente idro-alcolico, sarebbe in grado di mantenere il suo potere terapeutico. A ogni passaggio corrisponde una diluizione; ad esempio, la 30 K si ottiene dopo 30 passaggi consecutivi, e così via. Alcuni rimedi preparati con questa metodica di diluizioni progressive nella stessa confezione oggi sono definiti con il termine generico di "accordo di potenza". Assai diverso, invece, è il procedimento della diluizione

e per tutto il tempo necessario, spesso a scopo preventivo all'inizio dell'insorgenza del dolore, oppure come curativo durante la crisi, fino al miglioramento o alla cessazione dei sintomi[116].

Esistono anche dei Rimedi omeopatici complessi, cioè farmacologicamente costituiti da più sostanze sinergiche nell'azione inserite nella stessa formulazione (globuli, granuli, compresse, capsule, gocce, fiale, ovuli e supposte), che hanno la possibilità di essere utilizzati quando la descrizione del sintomo è incompleta e non corretta oppure quando si debba ricorrere per necessità a un presidio d'emergenza *naturale* o *alternativo*.

A volte si associano a questi complessi dei fitoterapici (ad esempio, prodotti di erboristeria a base di estratti di Tanaceto, di Griffonia e di Rhodiola, o d'altro) e degli integratori (le Vitamine del complesso B, la Vitamina E, l'Olio di Enotera e il Magnesio), secondo i criteri della Medicina cosiddetta *Olistica* o *Integrata*.

L'Omeopatia ha due vantaggi: da un lato quello di ridurre il ricorso ai farmaci tradizionali che, seppur validi al momento, possono in seguito provocare seri effetti collaterali e fenomeni avversi oppure perde-

---

cosiddetta 50millesimale, o Q (Quinquaginta) o LM, proposto da Hahnemann alla fine della sua vita. Per quest'ultimo, data la complessità, si rimanda ai testi specializzati.
116   Esistono preparazioni commerciali in globuli e granuli di lattosio, in compresse di lattosio-saccarosio, in capsule e in gocce idro-alcoliche, e anche in supposte e ovuli vaginali.
In genere si assume il tubetto intero di globuli, oppure tre o quattro granuli, oppure una compressa o una capsula, oppure dieci-quindici gocce per volta, e uno o due supposte od ovuli al dì, salvo diversa prescrizione del medico.

re la loro efficacia per assuefazione qualora protratti nel tempo, dall'altro quello di curare alla radice la malattia, poiché viene trattato il paziente nella sua globalità psico-fisica e non il solo sintomo.

Spesso il risultato, che si può ottenere anche in tempi brevi, è duraturo e a volte bastano poche dosi di richiamo del Rimedio al primo segnale di ripresa del mal di testa per interrompere del tutto il progredire della crisi.

Collateralmente si potrà notare anche un progressivo miglioramento di altre affezioni o, addirittura, una modificazione del carattere del soggetto che si cura in modo omeopatico, poiché questa terapia fa parte della cosiddetta *"Medicina Centrata sulla Persona"*, cioè di quell'approccio che prende in considerazione l'uomo nella sua interezza individuale e nella sua integrità psicosomatica che si manifesta, e si realizza, nell'ambiente sociale e culturale in cui vive e lavora, *Uomo* che, prima di diventare *Paziente*, deve essere considerato e rispettato con la dignità del suo ruolo di essere vivente e senziente, vale a dire come una *Persona* con diritti uguali a quelli di qualunque altro cittadino del nostro Mondo[117].

---

117   Testo liberamente tratto dal libro di Tommaso De Chirico: *Omeopatia. Guida medica ai Rimedi omeopatici per la cura delle comuni malattie*, Ed. Mnamon, Milano, 2014; il libro è presente sia in formato cartaceo nel sito Amazon.it, sia in formato ebook nel sito Mnamon.it.

La prostata e le sue patologie: terapia omeopatica

La prostata, insieme ai testicoli, è un organo ghiandolare dell'apparato genitale maschile. La sua funzione consiste nel produrre il liquido seminale, veicolo indispensabile per il trasporto all'esterno degli spermatozoi; le vescicole seminali, invece, raccolgono le cellule prodotte dai testicoli (*gametogenesi*), e le mantengono vitali con la secrezione di un fluido viscoso ricco di sostanze nutritizie utili al loro metabolismo. Lo scopo finale è la fecondazione, attraverso la fusione ovulo-spermatozoo nella cavità uterina, per la riproduzione.

Questa ghiandola può essere sede di dolore (**algie pelvo-perineali**) per cause traumatiche dirette e indirette; può infiammarsi (**prostatite**) per infezioni batteriche e virali delle vie urinarie provocando anche lesioni alle vescicole seminali (**vescicolite**), all'uretra (**uretrite**), alla vescica urinaria (**cistite**) e ai reni (**pielonefrite**); oppure, può ipertrofizzarsi per alterazioni ormonali causando così, con l'aumento di volume, fenomeni di compressione sulla vescica e sul retto (**ipertrofia semplice da adenoma prostatico benigno**) e di conseguenza infiammazione e disturbi sia alla minzione sia alla defecazione; a volte può degenerare in neoplasia (**cancro della prostata**).

Caratteristico e costante in tutte le sue malattie, è il dolore premente nel perineo, alla radice delle cosce, con difficoltà e bruciore durante l'espulsione di urina.

Dopo aver analizzato tutti i sintomi descritti dall'illustre omeopata nordamericano, il dottor J. T. Kent[118], nella Rubrica dedicata alla PROSTATA del suo famoso Repertorio Omeopatico[119], possiamo raggruppare le principali malattie della ghiandola secondo questo criterio di gravità:

A. sintomi funzionali, senza evidenti segni di patologia: spesso sono su base psicosomatica e sono caratterizzati, come primo e unico sintomo, da eccessiva emissione di secrezione dall'uretra;

B. sintomi soggettivi: sono molto importanti perché segnalano l'inizio d'insorgenza delle malattie della prostata;

C. sintomi d'infiammazione acuta e cronica: esprimono un danno in genere reversibile;

D. sintomi d'ipertrofia con ingrandimento ed eventuale degenerazione tumorale: rappresentano l'evoluzione sfavorevole della lesione organica.

A. Sintomi funzionali
Sono caratterizzati da spontanea perdita uretrale di liquido prostatico (*prostatorrea*), spesso associata a

---

118   Woodhull, Stato di New York, 31 marzo 1849 – Stevensville, Montana, 5 giugno 1916.
119   Qui i sintomi sono riportati seguendo l'ordine alfabetico; in questa esposizione, invece, seguo il criterio descrittivo esposto nelle più note Materie Mediche Omeopatiche, nelle quali, accanto a ogni sintomo, sono elencate tutte le modalità di miglioramento e di aggravamento dello stesso, e le caratteristiche che meglio lo definiscono (sono i "sintomi peculiari, contemporanei e/o concomitanti").

eliminazione di liquido seminale (*spermatorrea*), con o senza stimolo frequente alla minzione.

I Rimedi[120] più utilizzati nella *prostatorrea* sono:

ALUMINA: defecando feci dure.

CONIUM MACULATUM: alla più facile emozione.

DIGITALIS PURPUREA: si manifesta di notte, è associata a frequente minzione di urina per concomitante ipertrofia prostatica cronica; si associa a impotenza sessuale.

HEPAR SULPHUR: defecando, e urinando con difficoltà per stenosi dell'uretra.

LYCOPODIUM: con difficoltà a eliminare poche gocce di urina di colore rossastro; è presenta da tanto tempo l'impotenza sessuale.

MEDORRHINUM: nelle infiammazioni di vecchia data che hanno provocato stenosi ci-

---

120   Questa descrizione della *patogenesia* dei Rimedi con l'esposizione delle rispettive modalità di aggravamento e di miglioramento del sintomo, così come letteralmente espresse dal paziente durante l'anamnesi, è la sintesi di quanto riportato nelle varie Materie Mediche Omeopatiche a riguardo dei disturbi della prostata,
La Materia Medica è la raccolta delle varie *patogenesie,* cioè dell'insieme dei sintomi espressi da un individuo sano a seguito della somministrazione, a scopo sperimentale, di un farmaco omeopatico.

catriziale nell'uretra (esiti di gonorrea), con secrezione persistente, specialmente di notte, e astenia sessuale.

NUX VOMICA: durante la defecazione, con ipertrofia prostatica cronica e con impotenza sessuale.

PHOSPHORICUM ACIDUM: defecando, oppure a ogni erezione. Spesso si manifesta dopo la masturbazione.

PICRICUM ACIDUM: con erezione violenta e prolungata (*priapismo*) e dolori lombari.

SILICEA: nella stipsi cronica, con sforzo alla defecazione.

SULPHUR: defecando e urinando; è spesso presente l'eiaculazione precoce.

I Rimedi della *spermatorrea* sono:

CAUSTICUM: tossendo, starnutendo e con enuresi, o perdita involontaria di urina.

SARSAPARILLA: con sonnolenza, dimagramento e con debolezza generale, specie sessuale.

TARENTULA HISPANICA: con irrequietezza, ansietà e tendenza alla masturbazione.

B. Sintomi soggettivi

Sono quelli cosiddetti *rari, bizzarri, caratteristici e peculiari* di un certo soggetto, necessari al medico omeopata per la scelta del Rimedio.
Non sono espressione di vere e proprie patologie d'organo, però a volte ne costituiscono l'esordio.
Ecco alcuni esempi, con l'indicazione del Rimedio omeopatico a riguardo delle patologie della prostata:

• senso d'ingrandimento: THERIDION CURASSA-VICUM
• senso di pesantezza: CONIUM MACULATUM
• senso di palla nel perineo: CHIMAPHILA UMBELLATA e SEPIA
• senso di pienezza: CHIMAPHILA UMBELLATA e CYCLAMEN
• senso di torsione: FORMICA RUFA

C. Infiammazione acuta e cronica (*prostatite*)

Può essere isolata, però spesso si accompagna a infiammazione degli organi contigui: vescicole seminali, uretra, vescica urinaria, bacinetto renale e rene, creando così una patologia più complessa.
Questi sono i Rimedi omeopatici più utilizzati.

Se l'infiammazione è acuta:

BELLADONNA: per forti dolori pulsanti con prostata sensibile al contatto; le minzioni sono frequenti e abbondanti, accompagnate da brividi con febbre elevata e irrequietezza.

CHIMAPHILA UMBELLATA: per senso di peso al perineo, come "se ci si sedesse su una palla", con minzioni frequenti e dolorose di urina in cui si trovano tracce di sangue e di pus; il paziente deve mettersi a gambe larghe e piegato in avanti per urinare.

HEPAR SULPHUR: quando l'infezione si complica con un ascesso; in questo caso sono presenti dolori pulsanti, l'organo è sensibile al minimo contatto e il dolore migliora con impacchi caldi nella regione del perineo.

MERCURIUS SOLUBILIS: per irritazione rettale, tenesmo vescicale e bruciori nel perineo; è utile per prevenire l'evoluzione verso l'ascesso.

PULSATILLA: per segni di uretrite con scolo di secrezione densa e verdastra; la febbre è poco elevata e c'è assenza di sete.

Se l'infiammazione è cronica:

ARGENTUM NITRICUM: per dolori frequenti e brucianti migliorati da applicazioni fredde, con difficoltà a urinare; c'è abbondante secrezione spontanea di liquido prostatico, come nella gonorrea cronica.

HYDRASTIS CANADENSIS: quando si associano segni di uretrite e di cistite cronica, con stipsi e compromissione dello stato generale; è possibile la degenerazione neoplastica.

NITRICUM ACIDUM: quando c'è una suppurazione cronica con dolori pungenti al perineo.

PAREIRA BRAVA: quando la ritenzione periodica di urina si accompagna a litiasi renale, con dolori violenti nell'uretra e difficoltà a urinare nonostante i bisogni frequenti (ogni quarto d'ora); il paziente può urinare solo stando in ginocchio e con tanti sforzi. Il quadro clinico è simile a quello della colica renale acuta.

SABAL SERRULATA: per dolore diffuso nel perineo migliorato con la pressione, e frequenti minzioni notturne di urine scure con sedimento abbondante misto a sangue; si associano astenia sessuale e lombalgia dopo il coito.

SILICEA: i dolori, di lieve entità, sono provocati dall'indurimento e dall'infiammazione cronica della prostata; lo sforzo per defecare poche feci dure e grosse provoca un'emissione di liquido prostatico.

THUJA: per minzione dolorosa con difficoltà a svuotare la vescica; dopo la minzione c'è la sensazione di urina che "cola goccia a goccia" dall'uretra; le urine sono scure, maleodoranti, ricche di secrezioni prostatiche. In genere questa prostatite è secondaria a ripetuti episodi di uretrite e di cistite a evoluzione cronica.

Nell'età senile sono consigliati anche i cosiddetti Rimedi costituzionali, o "*di fondo.*"

I più frequenti nelle patologie croniche della prostata sono:

BARYTA CARBONICA: se ci sono sintomi di arteriosclerosi diffusa (cardiopatia, ipertensione, encefalopatia, patologie vascolari degli arti) in soggetti freddolosi, timidi di carattere, facilmente emozionabili e mentalmente rallentati; sono evidenti minzioni notturne frequenti e difficili, e impotenza sessuale.

CONIUM MACULATUM: se sono presenti astenia sessuale, di non recente insorgenza, emissione involontaria di liquido seminale alla minima emozione e stipsi duratura, in associazione a disuria con getto intermittente e dolore nelle logge renali "se non si soddisfa completamente il bisogno di urinare".

C. Ipertrofia con ingrandimento (*ipertrofia prostatica benigna o IPB*)

È la fisiologica involuzione senile della prostata legata ad alterata secrezione ormonale degli ormoni maschili (testosterone). Provoca spesso un'infezione vescicale a evoluzione cronica per il frequente ristagno di urina. In genere sono presenti modificazioni della libido in senso depressivo (astenia sessuale o impotenza).

Questi sono i Rimedi dell'ipertrofia semplice, cui corrisponde istologicamente un quadro di *adenomio-fibroma prostatico benigno*:

DIGITALIS PURPUREA: con minzione "goccia a goccia" e desiderio sessuale aumentato, ma impotenza costante.

IODUM: con ipertrofia semplice, ipotrofia dei testicoli e impotenza sessuale.

LYCOPODIUM: con minzione scarsa e difficile di urine color marsala ricche di depositi scuri, e astenia sessuale di vecchia data.

SELENIUM: con minzione difficile di urina che esce spesso "goccia a goccia", anche defecando, e con impotenza sessuale.

SPONGIA TOSTA: con segni d'infiammazione dei testicoli e dei cordoni spermatici; la libido è conservata.

STAPHYSAGRIA: con stimolo continuo; l'eliminazione consiste in poche gocce di urina emesse con getto sottile; ci sono bruciori nell'uretra anche non urinando, e perenne eccitazione sessuale.

THUJA: con minzione difficile di poche urine,

dolore a fine minzione e forte desiderio sessuale, ma impotenza.

Sono indicati anche i Rimedi BARYTA CARBONICA e CONIUM MACULATUM, già descritti in precedenza, trattandosi di patologie in soggetti anziati affetti da disturbi vascolari cronici e da malattie a decorso progressivamente involutivo.

C. Evoluzione degenerativa neoplastica dell'ipertrofia ghiandolare e dell'infiammazione cronica *(tumore o cancro della prostata)*

In questo caso possono essere utili i seguenti Rimedi: AURUM METALLICUM, CHIMAPHILA UMBELLATA, e THUJA.

Tuttavia, la terapia del cancro prostatico è basata su protocolli diagnostico-terapeutici ben definiti, ed è corretto adeguarsi a questi prima di intraprendere altre iniziative.
Il dottor P. Banerji di Calcutta, a seguito di una lunga pratica, consiglia alcuni Rimedi omeopatici per tutte le neoplasie; in particolare, per la prostata prescrive solo THUJA.
Si tratta di esperienze personali che meriterebbero più attenzione, anche perché i suoi Rimedi sono stati utilizzati non solo nel continente indiano, ma anche in Europa, e non tanto a scopo terapeutico alternativo quanto in associazione con le terapie convenzionali (chirurgia, chemioterapia, immunoterapia e radioterapia) proprio per ridurne gli effetti avversi.

Al trattamento omeopatico delle patologie della prostata possono essere associati con successo anche dei composti fitoterapici, i cui benefici sono stati sperimentati sin dall'antichità.
I più noti sono:

UVA URSINA: è una pianta ricca di composti polifenolici, che ha intense proprietà antinfiammatorie e antisettiche.

SABAL SERRULATA: è l'estratto di una palma nana dal nome *Serenoa Repens*, il cui effetto farmacologico consiste nella riduzione dell'effetto di stimolo dell'ormone maschile (testosterone) sulla ghiandola prostatica,

EQUISETUM HYEMALE, o INVERNALE, detta anche *coda cavallina:* è una pianta perenne presente sin dalla preistoria, dotata di elevata azione diuretica.

ZEA MAYS, pianta graminacea meglio nota come *mais* o *granoturco:* gli stimmi, o giovani radici, possiedono intensa attività antispastica.

Naturalmente, si renderanno necessari anche tutti i provvedimenti dietetici e igienici del caso.

Queste patologie possono migliorare notevolmente dopo un trattamento omeopatico corretto che tenga conto sia dei sintomi di malattia organica, descritti con proprie modalità da ciascun paziente, sia di tutte le espressioni della persona considerata sulla base del principio unitario psiche-soma.

Infatti, l'anamnesi omeopatica prende in considerazione l'insieme del soggetto analizzato tanto negli atteggiamenti comportamentali quanto nelle manifestazioni patologiche, precedenti e attuali, riguardanti nella sua complessità tutto l'organismo, secondo la metodologia diagnostica omeopatica che prende il nome di *Anamnesi Biopatografica*.

La pratica clinica suggerisce che l'associazione con i prodotti naturali di erboristeria, come quelli su accennati, può rendere più rapido, completo, dolce e duraturo il risultato terapeutico[121].

---

121   Testo liberamente tratto dal libro di Tommaso De Chirico: *Omeopatia. Guida medica ai Rimedi omeopatici per la cura delle comuni malattie*, Ed. Mnamon, Milano, 2014; il libro è presente sia in formato cartaceo nel sito Amazon.it, sia in formato ebook nel sito Mnamon.it.

I disturbi "femminili": sei rimedi omeopatici

Considerazioni teorico-pratiche e diagnosi differenziale

Uno dei capitoli più interessanti della Medicina Omeopatica è quello riguardante l'apparato genitale femminile nei suoi molteplici aspetti, vuoi fisiologici, vuoi, più frequentemente, patologici. Infatti, molti sintomi riportati nel grande Repertorio omeopatico del dottor J. T. Kent (1849-1916) si riferiscono proprio alle manifestazioni ostetrico-ginecologiche nelle varie fasi della vita: dalla pubertà (ad esempio, la leucorrea, o perdite bianche), al ciclo mestruale della donna adulta (la sua frequenza, durata, e tipologia, e la qualità del dolore con l'irradiazione); dalla gravidanza (in particolare, la tendenza all'aborto oppure l'evoluzione della stessa), fino al parto (come la "difficoltà espulsiva", il "secondamento" e la patologia della placenta), e al puerperio (l'allattamento, le perdite vaginali, ecc); per arrivare alla menopausa con le sue "perdite atipiche", oppure con le altre anomalie del periodo climaterico.

Non c'è donna che, nel corso della sua esistenza, non sia mai stata "condizionata" nella vita quotidiana da questi eventi, o che non abbia mai accusato alcuna malattia o disfunzione connessa al proprio apparato genitale[122].

---

122   Gli atteggiamenti che fanno seguito alla scelta su come gestire la propria sfera sessuale (argomento assai complesso e delicato), non sono qui deliberatamente considerati,

anche se in alcuni Repertori, specie in quello trilingue di Barthel-Klunker, e precisamente, nel secondo volume *Sonno, sogni, sessualità,* compilato a cura del dottore svizzero Will Klunker, di Heiden, alle voci *"sexual desire"* e *"sexual aversion",* nella rubrica dedicata alle affezioni genitali femminili, sono descritti parecchi sintomi riguardanti la sessualità. Il primo volume del Repertorio è dedicato ai *Sintomi Psichici,* mentre il terzo ai *Sintomi Generali.* Questi due ultimi sono stati curati dal dottor Horst Barthel, di Heidelberg.

La prima edizione dell'opera risale al 1973, ma i sintomi descritti nei tre volumi, a parte quei pochi osservati nella pratica quotidiana dal medico svizzero contemporaneo Pierre Schmidt, sono stati tratti quasi integralmente dai testi classici dell'Omeopatia del 1700-1800, per cui non offrono novità o aggiornamenti della letteratura omeopatica internazionale, bensì solo una loro riedizione.

Invece, nel Repertorio di Kent (la cui prima edizione apparve nel 1897), nella rubrica dei "genitali femminili", si trovano solo due "voci" a proposito: la "tendenza alla masturbazione" e il "desiderio, aumentato o diminuito", mentre la "ninfomania" e la "tendenza all'omosessualità" (atteggiamenti riferiti a entrambi i sessi) sono stati inseriti nella rubrica dei "sintomi mentali". Nel Repertorio di Barthel, questi due ultimi sintomi hanno la stessa collocazione.

Peraltro, anche il medico francese Jean Pierre Gallavardin (1825-1897), nel suo importante libro *Psiche e Omeopatia,* pubblicato postumo in Francia nel 1906 per iniziativa dei figli, dedica pochi sintomi a questo tema.

Poiché ciò è dipeso in parte dalla decisione degli autori sullo scarso materiale "medico" allora a disposizione, ma soprattutto dalla morale corrente (nella seconda metà del XIX secolo esisteva, in Europa come in Nord America, un tacito "codice vittoriano" di comportamento in materia di sessualità, secondo il quale affrontare pubblicamente certi "argomenti", anche in Medicina, era "poco conveniente". Le teorie di Sigmund Freud si sviluppano proprio in tale contesto culturale), questa scelta dei sintomi appartiene a un mondo non più attuale.

Ai nostri giorni, talune "tendenze sessuali" sono considerate normali, tali cioè da non necessitare alcun trattamento. Per

Molti sintomi mentali, inoltre, hanno netto rapporto con queste manifestazioni: chi non conosce la depressione puerperale e le paure, le apprensioni in corso di gravidanza, o la profonda tristezza puberale, oppure il nervosismo e l'irritabilità premestruale? Queste situazioni patologiche, per quanto alcune siano transitorie, fugaci e reversibili[123], sono assai fastidiose e intollerabili per sé e per gli altri.

Che può fare in questi casi la Medicina tradizionale, quella ufficiale, allopatica e soppressiva, se non somministrare sedativi, ansiolitici, antispastici, antinfiammatori, ormoni, oppure prescrivere la psicoterapia con risultati scarsi e di breve durata?

La Medicina omeopatica, invece, può fare molto; è solo attraverso la sintesi tra i "sintomi mentali" e quelli "locali "[124], considerati alla luce dell'unità psi-

---

questo motivo, oggi, nella fase della "repertorizzazione omeopatica" (vedi la Nota 124), la selezione dei sintomi cosiddetti "sessuali", in tutte le loro espressioni ai fini della "gerarchizzazione", andrebbe rivista.

123   Il passaggio dalla pubertà all'età feconda può essere abbastanza breve, gravidanza e parto hanno un loro decorso, e l'influsso ormonale condiziona periodicamente l'umore e le reazioni dell'organismo femminile, spesso senza esiti permanenti o invalidanti.

124   Sono i sintomi che si raccolgono durante la cosiddetta fase della "repertorizzazione", procedimento che consiste nella selezione e nella ricerca sul Repertorio dei sintomi secondo la loro importanza e frequenza, al fine di trovare, dopo adeguata "gerarchizzazione" dei "sintomi minimi di valore massimo", il rimedio più adatto al caso.

Questo, almeno, è il procedimento diagnostico-terapeutico applicato nell'Omeopatia Classica Unicista hahnemanniana, che si basa, pertanto, sia sull'utilizzo dei Repertori, per la ricerca

cofisica del soggetto, che è possibile individuare il rimedio più adatto in grado di ristabilire l'equilibrio perduto e curare a fondo, in breve tempo, dolcemente, profondamente e permanentemente, tutte le patologie sia funzionali sia organiche[125].

I rimedi che curano le malattie femminili sono numerosi; non c'è rimedio sperimentato nella Materia Medica Omeopatica che non abbia, nel suo campo d'azione, anche le alterazioni del mestruo e le patologie della gravidanza o del climaterio, oppure che abbia sintomi mentali e organici che non presentino modalità legate alle mestruazioni[126] o agli eventi fisiologici della donna, dalla pubertà al climaterio.

Non bisogna, inoltre, dimenticare che una parte importante dell'anamnesi omeopatica è proprio dedicata ai disturbi della sfera genitale/sessuale, in cui prevalgono, per numero e qualità, quelli femminili. Alla luce dell'esperienza dei Maestri dell'Omeopa-

---

dei sintomi, sia sulla consultazione delle Materie Mediche (cioè dei Trattati di Farmacologia e Tossicologia Omeopatica compilati da Hahnemann a oggi), per la conferma della buona scelta del rimedio. Qui si trova la "patogenesi" (vedi la Nota 130) dei rimedi sperimentati e utilizzati nella pratica clinica. Così, analizzando quel rimedio nella Materia Medica, potremo studiare meglio il suo "psichismo" e le "sue modalità generali", e mettere a confronto il risultato della nostra ricerca con i sintomi "locali" e "generali", e con la "mentalità", del nostro paziente. Se ci sarà "coincidenza", il rimedio individuato sarà quello più idoneo alla cura in quel determinato caso.

125   Questo procedimento segue l'affermazione: *"cito, tuto et iucunde"*, di A. C. Celso (25 a.C.-50 d. C.), poi ripresa da S. C. F. Hahnemann (1755-1843) proprio per definire meglio l'efficacia dei rimedi Omeopatici.

126   Ad esempio, l'irritabilità e l'insonnia, o la cefalea, nella cosiddetta Sindrome Premestruale.

tia[127], non molti sono i rimedi elettivi in grado di controllare esaurientemente le più frequenti affezioni ginecologiche.

Spesso siamo spinti a utilizzare solo i "policresti[128]" sia nei casi acuti, con pochi sintomi tutti "localizzati", sia nei casi cronici come "rimedi di fondo", a discapito di molti rimedi cosiddetti "minori[129]", sicuramente più utili in questi casi ma frequentemente non prescritti dai medici omeopati perché la loro "patogenesia[130]" è poco nota.

Una lista di sei rimedi

Ecco una lista di sei rimedi omeopatici che E. B. Nash riporta come "specifici[131]" per le affezioni genitali femminili:

Actea Racemosa o Cimicifuga, Caulophyllum Thalictroides, Helonias Dioica, Sabina Juniperus, Secale Cornutum, e Viburnum Opulus.

Questi rimedi, tutti appartenenti al Regno Vegetale,

---

127   Vedi la Bibliografia allegata.
128   Sono i rimedi più noti della Materia Medica Omeopatica, e per questo motivo i più prescritti.
129   Sono i rimedi meno noti, e di conseguenza meno utilizzati.
130   È l'insieme dei sintomi "evocati" da una sostanza farmacologicamente attiva, somministrata, diluita e dinamizzata in modo omeopatico, in un individuo "sano" a scopo sperimentale; questi sintomi, raggruppati in rubriche ben definite, andranno poi a costituire la Materia Medica Omeopatica.
131   Il loro campo di azione è quasi esclusivamente "ostetrico-ginecologico".

vengono presentati con nome e cognome[132] e con i sinonimi attribuiti loro dai botanici, oppure come sono noti nella tradizione popolare.

Di ciascuno ho preso in considerazione, dettagliatamente e analiticamente, così come descritto nella Materia Medica:

- le caratteristiche del flusso mestruale;
- il tipo di dolore, con le sue "modalità" e l'irradiazione;
- la possibilità di aborto, l'eventuale periodo dello stesso e le sue cause;
- i sintomi mentali e organici concomitanti, alternanti, precedenti, oppure seguenti, i disturbi mestruali, la gravidanza e il puerperio;
- le possibili cause scatenanti le alterazioni del flusso, la dismenorrea[133], l'aborto o il parto prematuro;
- le alterazioni, o le patologie, rispettivamente legate al travaglio di parto;
- i sintomi mentali del rimedio, presenti nel grande Repertorio di Kent, rubrica "mind", limitatamente agli eventi gravidanza e parto;
- la "personalità miasmatica" (la cosiddetta "Psora" e gli atteggiamenti reattivi "sicotici e sifilitici[134]") desunta dall'analisi di tutti i sin-

132   Sono il genere e la specie secondo i criteri della classificazione binomiale delle piante, iniziata da Linneo nel XVIII secolo e proseguita fino ad oggi, allo stesso modo, dai vari ricercatori nel campo della Biologia.
133   È il tipico dolore durante la mestruazione, assai variabile, nelle sue caratteristiche, da donna a donna.
134   Vedi nel blog http://www.tommasodechirico.

tomi mentali del rimedio, così come sono stati riportati nel 1° volume, *Psychic Symptoms* o *Mind*, del Repertorio Sintetico di Barthel.

Tutto ciò al fine di fornire un quadro, tanto dettagliato quanto sinottico, dei momenti sintomatologici sulla base dei quali è corretto prescrivere questo o quel rimedio, tenendo però sempre presente che la bontà del risultato è assicurata solo dopo aver preso in considerazione la totalità dei sintomi della paziente, tra cui, in particolar modo, quelli mentali.

A maggior completezza, si può affermare che, secondo l'esperienza degli Autori citati in Bibliografia, le diluizioni ottimali[135] per la cura sono la 30 CH e la 200 CH; le diluizioni inferiori[136], pur controllando i sintomi mestruali, possono a volte suscitare dei sintomi "concomitanti", specie di "natura mentale", in quanto, essendo più "affini" alla struttura chimico-fisica di base delle sostanze contenute, sono dotate di azione farmacologica intrinseca, analoga a quella per la quale vengono utilizzate nella Fitoterapia e nella Medicina tradizionale (effetto tossicologico[137]).

---

mnamon.it e nel presente libro il mio articolo: *Osservazioni sulla teoria dei Miasmi delle Malattie Croniche.*
135   In genere la diluizione preferita è la centesimale hahnemanniana (CH), anche se spesso viene utilizzata la korsakoviana (K).
Per quanto riguarda il procedimento con cui si ottengono le varie diluizioni, vedi, dalla pagina 31. il libro di T. De Chirico, *Omeopatia. Guida medica ai Rimedi omeopatici per la cura delle più comuni malattie*, Ed. Mnamon, Milano, 2014, e la Nota 115.
136   Sono le basse diluizioni centesimali, e le decimali hahnemanniane, fino alla Tintura Madre.
137   Con queste diluizioni (dalla T. M. a tutte le decimali e alle basse centesimali, quali la 1 CH fino alla 5 CH), sono stati

In linguaggio omeopatico, questa condizione, che prende il nome di "trasposizione morbosa o metasta-si[138]", indica l'impropria espressione di un sintomo a seguito dell'effetto medicamentoso di una sostanza a dosi quasi ponderali[139], e non va curata, non solo perché è reversibile e di breve durata, ma soprattutto perché è in contrasto con il principio che, in Omeo-

effettuati molti proving per la sperimentazione, nell'uomo sano, dei rimedi, i quali, proprio per la loro personale azione farmacologica, provocano i sintomi che poi cureranno, una volta diluiti secondo i procedimenti dettati da Hahnemann.

Infatti, Similia Similibus curentur (si curino i Simili con Sostanze Simili) è il postulato base dell'Omeopatia, così come descritto, nei fondamenti teorici e nei principi pratici, da S. C. F. Hahnemann (1755-1843) nel suo testo fondamentale, l'Organon dell'Arte del Guarire, pubblicato a Dresda nel 1810. Proprio per evitare questo "effetto tossicologico", è preferibile utilizzare nei proving una diluizione non inferiore alla 30 CH.

138   Corrisponde alle "reazioni avverse", indesiderate, imprevedibili e impreviste, dette anche, nella Medicina allopatica, "effetti collaterali".

Lo stesso fenomeno, in Omeopatia, a volte può essere interpretato non come un "effetto avverso", bensì come un "drenaggio di tossine" (quando l'organismo sente inizialmente un beneficio dopo la presa del rimedio), oppure come un "buon aggravamento" (solo se questo segue la "Legge di Hering": "*il miglioramento dei sintomi avviene dall'alto al basso, dall'interno all'esterno, e nell'ordine cronologico inverso di apparizione*").

Sarà compito del medico omeopata valutare la bontà della sua scelta seguendo i corretti parametri prognostici (sono le *XII Osservazioni* che fanno seguito alla prima prescrizione), espresse da J. T. Kent nella XXXV, nella XXXVI e nella XXXVII Lezione delle *Lectures on Homoeopatic Philosophy* (1900).

Vedi il capitolo: "*La prescrizione omeopatica e l'evoluzione del trattamento secondo le XII Osservazioni di Kent*", e l'articolo corrispondente nel mio blog http://www.tommasodechirico.mnamon.it

139   È il classico dosaggio dei farmaci tradizionali.

patia, si cura il malato e non la malattia.
Questo concetto è valido anche nel caso di un sintomo isolato dal contesto unitario del soggetto, specie
se è insorto nel corso di un trattamento farmacologico, vuoi allopatico vuoi omeopatico[140].
Non bisogna dimenticare che i concetti dell'Omeopatia seguono norme e suggerimenti ben precisi,
dettati dai nostri Maestri, e il trattamento non può
essere affidato al caso.
Solo una corretta condotta potrà ottenere il risultato da noi cercato, altrimenti, in mani non esperte,
non solo il paziente non guarirà come sperato, ma
potranno verificarsi effetti imprevedibili ("soppressione"), di cui alcuni, addirittura, irreversibili
("idiosincrasia")[141].

---

140   Così, ad esempio, se alla somministrazione di un cor-
tisonico ad alte dosi e per un tempo abbastanza lungo, compaiono nervosismo e insonnia, è inutile assumere sedativi; è
sufficiente ridurre o sospendere il cortisone.
In Omeopatia succede lo stesso; se dopo una dose di *Pulsatilla* compare diarrea, non serve un farmaco antidiarroico, ma
solo un breve tempo di attesa, e tutto poi tornerà come prima.
Quest'ultimo caso, infatti, può presentare tre diverse interpretazioni: 1- effetto "drenaggio" (prognosi buona); 2- effetto
ricomparsa dei "vecchi sintomi" (prognosi ottima); 3- effetto
"idiosincrasia", in cui il soggetto "sperimenta" il rimedio (prognosi non buona).
In tutte e tre le condizioni, la risposta è una sola: attendere,
proprio come suggerisce il dottor J. T. Kent: *"wait and see",* e
poi comportarsi di conseguenza, secondo le *XII Osservazioni* di
Kent.
141   Per il significato di questi termini, vedi l'articolo *"La
prescrizione omeopatica. Come valutare l'efficacia del rimedio omeopatico e l'evoluzione del trattamento",* nel mio blog http://www.
tommasodechirico.mnamon.it, e il capitolo corrispondente in
questo libro.

ACTEA RACEMOSA, o CIMICIFUGA RACEMO-SA

Pianta nota anche come *Black Snackeroot, Rattleroot, Black cohosh*.

Mestrui:

irregolari, abbondanti, con sangue scuro e con coaguli maleodoranti; il freddo e le emozioni possono interrompere il flusso.

Dolore:

spasmi e crampi lancinanti con senso di bruciore, simili a scariche elettriche; inizia a sede ovarica, si irradia al dorso, oppure decorre verso le anche fino alla regione anteriore delle cosce, con senso di pesantezza a sede pubica; incomincia subito dopo il mestruo.

Aborto:

facile al 3° mese, specie nei soggetti affetti da reumatismo, per inerzia uterina.

Concomitanti:

debolezza; insonnia; brividi senza sensazione di freddo; loquacità; irritabilità; melanconia; paura della pazzia; mal di testa; nevralgie; artrite delle piccole articolazioni; dolore sotto mammario sinistro durante il flusso mestruale; convulsioni; dolori reumatici migranti.

Cause:
freddo; emozioni; amori infelici; spaventi; debolezza in generale.
Parto:
lento, con sforzi inefficaci.

Repertorio di Kent (sintomi della rubrica *mind*):
sincope durante il parto; follia puerperale; paure; tristezza, specie durante il travaglio.

Repertorio di Barthel (sintomi della rubrica *mind*); commento:
il rimedio è caratterizzato da prevalente impronta miasmatica "sicotica", con sintomi spesso legati alle mestruazioni, alla menopausa, alla gravidanza, al parto e al puerperio (*"parla in modo brusco durante il delirio; allucinazioni: immagina che topi, ragni e insetti siano persone, che le braccia sono attaccate al corpo, vede strani oggetti, ratti e montoni sul suo letto; irritabilità; eccitazione e isterismo in climaterio, in gravidanza e durante il mestruo; frettolosa nel lavoro; insulta; non vuole prendere le medicine; agitazione sia durante il moto fisico che per soppressione di mestrui; parla in fretta; sospettosità durante il climaterio e quando deve prendere le medicine; non vuole stare inattiva"*), alternata ad impronta "psorica" di fondo con note "sifilitiche" (*"ansietà per affari di lavoro, durante i mestrui e il climaterio; non vuole rispondere, risponde in fretta ed evasivamente; confusione mentale prima e durante i mestrui; paura della morte e della follia, specie nel climaterio; paura di essere uccisa e avvelenata,*

specie durante la gravidanza; indifferenza ai propri doveri; pazzia per insuccessi di lavoro, in gravidanza e in puerperio, dopo la scomparsa di nevralgie; debolezza di memoria; tristezza quando prende il freddo, durante il mestruo, in gravidanza e nel puerperio, con insonnia, e per soppressione di mestrui, tale da indurre al suicidio; sospira durante i mestrui; non vuole parlare; sviene durante il parto; piange quando le si parla; debolezza di volontà; difficoltà a esprimere i suoi pensieri scrivendo[142]").

Da notare i sintomi alternanti e contraddittori (*"non vuole parlare ma è loquace, e passa da un argomento all'altro con rapidità"*), e i sintomi mentali alternati a quelli fisici, specie dopo la soppressione del mestruo.

Nei sintomi mentali vi è netta prevalenza di "modalità" legate agli eventi fisiologici femminili, e ciò rende il rimedio molto più adeguato alla prescrizione in questi importanti periodi della vita delle donne, specie se di temperamento nervoso, irrequieto, con tendenza alle affezioni reumatiche, alle nevralgie, a frequenti disturbi mestruali e alla difficoltà nel travaglio di parto, esattamente come veniva usata la pianta una volta secondo la tradizione degli indiani del Nord America.

CAULOPHYLLUM THALICTROIDES

Pianta nota anche come *Blue Cohosh, Blue Ginseng, Squaw Root, Pappoose Root*

---

142   Sono i sintomi descritti nel Repertorio di Barthel con le stesse parole degli sperimentatori.

Mestrui:

scarsi o abbondanti, di sangue rosso scuro, per emorragia passiva.

Dolore:

simile a spille conficcate nella cervice uterina; intermittente, lancinante, di tipo crampoide; irradiato in tutte le direzioni, specie in basso con *bearing down*[143].

Aborto:

probabile, per atonia uterina, con emorragia passiva; in genere avviene nei primi tre mesi di gravidanza.

Concomitanti:

tremore interno; gonfiore delle piccole articolazioni; dolore sotto il seno sinistro; vertigine; debolezza; brividi; dolenzia a sede lombare e agli arti inferiori.

Cause:

inerzia uterina; debolezza in generale.

Parto:

false doglie[144]; parto prolungato; placenta ritenuta; *os uteri*[145].

---

143 Sensazione di stiramento verso il basso, *"come se l'utero cadesse giù a terra"*.
144 Il rimedio facilita il parto normalizzando le contrazioni.
145 Rigidità della parete dell'utero.

Repertorio di Kent (rubrica *mind*):
nessun sintomo riferito.

Repertorio di Barthel (rubrica *mind*); commento:
rimedio a prevalenza miasmatica di tipo "sicotico", legato alle affezioni genitali femminili
(*"rabbia, ansietà e isterismo durante le mestruazioni; paura in gravidanza; irritabilità e prostrazione durante l'aborto"*).

Gli ultimi due sintomi, detti anche "peculiari[146]" al 2° grado, descritti durante la fase sperimentale nell'individuo sano (*proving*) ed
evidenziati nella pratica quotidiana sul malato (farmacoterapia), illustrano in modo adeguato le caratteristiche "tossicologiche" della
sostanza.

La pianta era già nota agli indiani del Nord
America con il nome di *Squaw Root*, il cui infuso di radice, bevuto come tè due settimane
prima del parto, rendeva rapido, sereno e in-
dolore l'eve

HELONIAS DIOICA
Pianta nota anche con il nome di *Devil's Bit, Blazing
Star, Chamoelirium luteum*

Mestrui:
frequenti e abbondanti, con sangue rosso scu-

---

146   "Peculiare" è una particolare caratteristica di quel
sintomo, poiché è l'unico (qui al 2° grado, cioè assai frequentemente rilevato negli sperimentatori) a essere curato da un
determinato rimedio, in questo caso *Caulophyllum*.

ro e con coaguli; emorragia passiva aggravata dal movimento, presente anche nei periodi intermestruali; entrambi i sintomi sono il risultato dell'atonia uterina.

Dolore:
senso di pesantezza e bruciore, che inizia a sede lombare e si irradia agli arti inferiori; sensazione di stiramento a sede sacrale per rilasciamento dei legamenti rotondi dell'utero, con prolasso per atonia; costante consapevolezza dell'utero; la donna ha la sensazione di *"sentirlo come sensibile e dolente"*; questo sintomo migliora quando la persona è distratta e non pensa agli stimoli che il suo corpo le trasmette.

Aborto:
frequente, per inerzia uterina.

Concomitanti:
anemia; debolezza con facile esauribilità; melanconia; agitazione; irritabilità e intolleranza alla contraddizione; desiderio di essere guardata; diabete; albuminuria; miglioramento in generale con la distrazione.

Cause:
esercizio fisico; emozioni; eccitazioni; debo lezza generale.

Parto:
nessun sintomo o patologia riferita.

Repertorio di Kent (rubrica *mind*):
nessun sintomo riferito.

Repertorio di Barthel (rubrica *mind*); commento:
rimedio a sfondo miasmatico "psorico" (*"non
vuole essere toccata; intontimento, specie nelle diabetiche; tristezza, specie nella pubertà; aggravamento pensando ai suoi mali"*), con intense reazioni "sicotiche" (*"non sopporta la contraddizione; criticona; indaffarata; irritabilità, specie nelle
diabetiche; agitazione; tendenza alla calunnia*).
Da notare, in particolare, la presenza di sintomi mentali associati al diabete (fatto non frequente nella Materia Medica Omeopatica), e i
due sintomi peculiari al 1° grado *"tristezza nel
vedere gli altri felici; rifiuto di ogni suggerimento"*,
i quali mettono in luce la vera "personalità[147]"
di *Helonias*, che si presenta così come una donna infelice, malinconica, fragile, lunatica, sco-
stante, antipatica, con un caratterino, insomma, poco malleabile e assai poco socievole.
Ciò in accordo con il nome popolare di *morso
del diavolo (Devil's Bit)*, in quanto il diavolo — si
dice — geloso delle proprietà medicamentose
della pianta, ne staccò via un pezzetto con un

---

147   Sono le caratteristiche psicologiche, desunte dai sintomi mentali, che definiscono un rimedio, quasi si trattasse di
una persona fisica, con i suoi difetti e i pregi.
Infatti, in Omeopatia, il rimedio e il paziente s'identificano con
lo stesso nome, che è quello presente nella Materia Medica
Omeopatica.
Pertanto, quando si parla di rimedio *Helonias* e di paziente *Helonias*, si allude a uno stesso concetto.

morso per inficiarne gli effetti, trasmettendo, in tal modo, le sue caratteristiche diaboliche.

SABINA

Nome della pianta *Juniperus Sabina,* nota anche come *True Savin*

Mestrui:
prolungati e abbondanti; con flusso di sangue scuro, a parossismi; sono aggravati dal movimento; si manifestano con coaguli scuri o con perdite ematiche scure; il sangue, in parte coagulato e in parte fluido o acquoso, defluisce liberamente per la mancanza di tono dell'utero; perdite intermestruali e nel climaterio da emorragia "attiva".

Dolore:
non è frequente; è simile alle doglie; si irradia dal dorso al pube.

Aborto:
facile al 3° mese, per inerzia uterina, o per *"placenta previa".*

Concomitanti:
artrite del polso e delle piccole articolazioni; prurito ai capezzoli; prurito in gravidanza; stato pletorico con pulsazioni arteriose; aggravamento al chiuso e all'aria calda; miglioramento all'aperto e all'aria fresca.

Cause:
aborto o parto per effetti di paura.

Parto:
emorragie da placenta "ritenuta".

Repertorio di Kent (rubrica *mind*):
nessun sintomo riferito.

Repertorio di Barthel (rubrica *mind*); commento:
rimedio a impronta miasmatica, di pari grado,
tanto "psorica" (*"ipocondria con cattivo umore;
desidera essere tranquilla, ed è concentrata nei suoi
pensieri quando passeggia all'aria aperta"*), quanto "sicotica"(*"agitazione; impudicizia; ninfomania; facile alla collera"*).
Da notare la "modalità" predominante (*"miglioramento all'aria aperta e al fresco"*) e la contraddittorietà e l'alternanza dei sintomi (*"è
concentrata sui suoi pensieri ed è tranquilla, ma è
intrattabile quando cammina all'aria aperta"*) con
l'incostanza di atteggiamento (*"ripugnanza
alle smancerie e riservata, ma priva di pudicizia;
è senza tatto, ma è anche sentimentale e sensibile
ala musica"*): queste qualità evidenziano un'a-
nalogia di comportamento tra la "personalità"
di *Sabina* e quella di *Pulsatilla*. I due rimedi,
infatti, presentano proprietà simili, e spesso
non si prescrive *Sabina* perché la sua "patogenesia[148]" è meno conosciuta dell'altra.
A maggior comprensione delle caratteristiche
del rimedio, non va dimenticato che le don-

---

148   Vedi la Nota 130.

ne Sabine, da cui deriva il nome della pianta, rapite controvoglia dai Romani, finirono poi per sposarli di propria scelta difendendo con forza la loro libera decisione contro le stesse famiglie d'origine, accorse a Roma in assetto di guerra per liberarle con la forza delle armi. Ciò ad affermare, una volta di più, l'imprevedibilità e la contraddittorietà del rimedio, la cui sintomatologia prevalente, guarda caso, si riferisce proprio alla sessualità-genitalità della donna.

SECALE CORNUTUM
Pianta nota anche come *Ergot of Rye, Spurred Rye, e Cockspur*

Mestrui:
> irregolari; abbondanti; con coaguli di sangue nero male odoranti; aggravati dal minimo movimento, come da emorragia "passiva" (*"tutto è aperto e rilasciato"*).

Dolore:
> bruciore nell'utero e in tutto il corpo, con un senso di pienezza e paralisi dell'estremità; è migliorato con le applicazioni fredde.

Aborto:
> facile al 3° mese per inerzia uterina, con anemia e debolezza generale.

Concomitanti:
magrezza; cachessia; *"senso di freddo, eppure non sopporta di essere coperta*[149]*"*; formicolii *"come topi che corrono sulla pelle*[150]*"*; convulsioni puerperali; delirio; svenimento; senso d'intorpidimento con scarsi dolori addominali.

Cause:
traumi e incidenti vari.

Parto:
doglie inefficaci, deboli ed irregolari; ritenzione di placenta; emorragie *post partum*; eclampsia[151].

Repertorio di Kent (rubrica *mind*):
sincope, specie durante il parto.

Repertorio di Barthel (rubrica *mind*); commento:
la prevalenza miasmatica è di tipo "sicotico" con frequenti reazioni "sifilitiche".
Il tipo *Secale* ha un caratterino niente male (*"disprezza i suoi parenti; nel delirio fa cose strane, vuole abbandonare i suoi parenti, così come da sveglia; le manifestazioni deliranti sono numerose e vengono espresse sia con rabbia che con dolcezza, col desiderio di vagabondare, di denudarsi, di gettarsi in acqua"*).
Analoghe sono le allucinazioni (*"la camera è come l'acme di un maremoto; due malati sono*

---

149   Vedi la Nota 142.
150   Vedi la Nota 142.
151   Sono le convulsioni nervose in gravidanza.

accanto al letto, però uno guarisce mentre l'altro no; vede immagini spaventose, persone e animali morti; vede se stessa doppia; è dipsomane, eccitata e febbricitante; ha paura della morte, soprattutto prima e durante i mestrui; assume atteggiamenti strani durante le convulsioni; non ricorda più nulla dopo il coito; abbandona i suoi parenti; fa il gesto di applaudire con le mani sopra la testa; è altezzosa, impudica; si comporta come una pazza e ride soprattutto nel puerperio; anzi, dopo l'aborto ride in modo sardonico, come fuori di sé, ed applaude con le mani sulla testa; ha atteggiamenti maniacali, violenti; si prende gioco dei parenti con sarcasmo; è ninfomane, anche durante le perdite mestruali; quando è arrabbiata è terribile, morde, grida, vuole uccidere con tale violenza e aggressività che deve essere incatenata per non nuocere, però poi piomba in un sonno profondo. Infine è agitata, si denuda, grida e parla in modo confuso, incomprensibile, a voce bassa, e sputa; sussulta, anche nel coma; si strappa il proprio corpo, e i genitali; entra in coma con convulsioni durante la gravidanza ed il parto; piange durante le mestruazioni[152]").

---

152   Molti di questi sintomi appaiono paradossali, a tratti ridicoli. Non sono solo tutti sintomi "sperimentali" (effetto dei cosiddetti *proving*), o "tossicologici" (osservati nel corso d'intossicazione accidentale o volontaria provocata dall'ingestione di notevoli quantità dell'estratto della pianta), ma anche "clinici"; cioè, alcuni medici hanno osservato che parte di questi sintomi (specie le allucinazioni) potevano essere guariti con la somministrazione del rimedio *Secale Cornutum* dinamizzato omeopaticamente.
È il famoso quadro dell'*Ergotismo*, cioè dell'intossicazione provocata dalla Secale, pianta appartenente alla grande famiglia delle graminacee, quando la sua farina viene contaminata da

È un quadro terribile, che può essere spiegato solo con le manifestazioni cliniche dell'intossicazione "*ergotaminica*".

Senza addentrarci nella fisiopatologia dell'avvelenamento da *Claviceps Purpurea*, fungo parassita che infetta le spighe di segale[153] ed è responsabile dell'azione tossica, possiamo rilevare che la dominante del rimedio è la rabbia verso i propri familiari, che si concreta nel disprezzo sarcastico per arrivare fino al loro abbandono.

Il rapporto con l'attività sessuale (il "coito") la rende indifferente, anche se la paziente manifesta un atteggiamento volutamente provocatorio e impudico: "*è ninfomane, anche durante le perdite mestruali; ride ed è fuori di sé dopo un aborto, dopo il parto*[154]".

È irritata e agisce con violenza contro tutto quanto le ricorda la famiglia: gravidanza, parto, puerperio, aborto, figli, parenti, rapporti sessuali con il partner, fino ad assumere atteggiamenti ora d'indifferenza ora di violenta aggressività, quasi volesse negare, o disprezzare, non solo la propria femminilità, ma anche l'appartenenza a quel nucleo parentale (genitori, marito, figli) che le ricorda il suo ruolo di donna.

Vuole buttarsi in acqua non tanto perché il freddo migliora i suoi sintomi, quanto per

---

un parassita, il fungo *Claviceps Purpurea*.
153   La segale è detta anche *Ergot of Rye*, donde il termine di "*Ergotismo*" dal prefisso "*ergot*".
154   Vedi la Nota 142.

simbolizzare un rientro nel Grembo Materno Primordiale, in quella Grande Madre di cui serbiamo un tenero, rispettoso, timoroso ricordo ancestrale, per spegnere il fuoco che alimenta il suo dramma interiore e le divora il corpo.

VIBURNUM OPULUS
Pianta nota anche come *Cranberry Tree, High Cranberry, White Dogwood,* e *Snowball*

Mestrui:
diradati, scarsi e brevi.

Dolore:
crampi pelvici simili a doglie, che partono dalla regione del sacro e dal pube e si irradiano alla parte anteriore della coscia; oppure che iniziano dal dorso, girano attorno al bacino e terminano all'utero; sono dolori bruschi, improvvisi, spesso premestruali, localizzati anche a sede peri- ombelicale, che migliorano quando inizia il flusso, oltre che con il riposo e con la pressione.

Aborto:
frequente al 2°-3° mese; non sono precisate le cause.

Concomitanti:
nevralgie; senso di congestione e di pesantezza a sede pelvica.

Cause:

non precisate.

Parto:

nessun sintomo o patologia riferita.

Repertorio di Kent (rubrica *mind*):

nessun sintomo riferito.

Repertorio di Barthel (rubrica *mind*); commento: rimedio con impregnazione prevalentemente "psorica" (*"tristezza; avversione al lavoro mentale; non vuole rispondere"*) e con reazioni di tipo "sicotico" (*"isterismo; irritabilità e agitazione, soprattutto durante i mestrui"*).

La pianta madre, va ricordato, contiene acido valerianico, le cui proprietà antispasmodiche e sedative sono note da molto tempo.

Considerazioni finali

L'analisi di sei rimedi di natura vegetale, adatti alla cura delle malattie dell'apparato genitale femminile, ha fornito l'occasione per uno studio comparato delle caratteristiche, e delle peculiari "modalità", dei sintomi da loro curati, al fine di una corretta scelta per la prescrizione terapeutica (*"diagnosi differenziale"*).

Lo studio, inoltre, dei "sintomi mentali" presenti nel Repertorio di Kent (limitatamente alle condizioni: "gravidanza" e "parto") e nel 1° volume del Repertorio di Barthel (*Psychic Symptoms,* rubrica *mind*), ci ha permesso di comprendere più a fondo, di là della pura sintomatologia ostetrico-ginecologica, le "pro-

blematiche" del rimedio, le contraddizioni delle sue manifestazioni "psoriche", e delle reazioni "sicotiche e sifilitiche" (*"studio miasmatico"*).
Questo gioco dialettico non è fine a sé stesso.
Il Repertorio, su sintomi ben scelti, ci fornisce l'elenco dei rimedi utili; tuttavia, la decisione dovrà cadere su quello che veramente si adatta alla nostra paziente, tenendo conto soprattutto delle caratteristiche mentali e attitudinali, e non solo di quelle strettamente legate alla patologia di cui soffre.
Il risultato sarà proporzionato alla "totalità totalizzante" dei sintomi selezionati[155].

---

155 Testo liberamente tratto dal libro di Tommaso De Chirico: *Omeopatia. Guida medica ai Rimedi omeopatici per la cura delle comuni malattie*, Ed. Mnamon, Milano, 2014; il libro è presente sia in formato cartaceo nel sito Amazon.it, sia in formato ebook nel sito Mnamon.it.

Bibliografia

Barthel H., Klunker W.: *Synthetic Repertory*, vol. 1°, *Psychic Symptoms*, vol. 2°, *Sleep, Dreams, Sexuality*, Karl, F. Haug Verlag, Ed. Heidelberg

Blackwood A. L.: *A Manual of Materia Medica, Therapeutics and Pharmacology*, World Hom. Links, New Delhi

Boericke W.: *Pocket Manual of Homoeopathic Materia Medica*, Jain Publ., New Delhi

Boger C. M.: *A Synoptic Key of the Materia Medica*, Jain Publ., New Delhi

De Mattos L.: *Gynécologie Homéopathique*, Libr. Le François, Paris

Farrington E. A.: *Comparative Materia Medica*, Jain Publ., New Delhi

Farrington H.: *Homeopathy and Homoeopathic Prescribing*, Institutio Homoeopathiae Americana

Hering C.: *The Guiding Symptoms of our Materia Medica*, Pratap Med. Publ., New Delhi

Kent J. T.: *Repertory of the Homoeopatic Materia Medica*, World Hom. Links, New Delhi

Mathur K. N.: *Sistematic Materia Medica of Homoeopathic Remedies*, Jain Publ., New Delhi

Nash E. B.: *Leaders in Homoeopatic Therapeuctis*, Jain Publ., New Delhi

George Souliè de Morant

Vita e opere

L'estate del 1927 merita una devota menzione da parte dei medici agopuntori d'Occidente. Siamo nella stazione termale di La Bourboule, località collinare nel centro della Francia, nota sin dal tempo dei romani per le sue acque radioattive, dove il nostro protagonista, George Soulié de Morant, aveva accompagnato la figlia Evelyn per un ciclo di cure. Qui, durante il lungo soggiorno alle Terme, che allora erano anche un luogo d'incontro mondano, de Morant instaurò un rapporto di simpatia con il dottor Paul Ferreyrolles, il quale lavorava come medico specialista, creando i presupposti per un lungo sodalizio di amicizia e collaborazione che solo la loro morte, avvenuta nello stesso anno, poté interrompere.

La famiglia Ferreyrolles gestiva in inverno un hotel sulla Costa Azzurra e la stazione termale a La Bourboule in estate; il dottor Paul Ferreyrolles alternava il lavoro tra queste due sedi e il proprio studio professionale a Parigi.
La figura alta, slanciata, elegante, dai tratti fini e aristocratici che ispiravano naturale rispetto, di George Soulié de Morant, allora quarantanovenne, non poteva non colpire questo medico colto e raffinato,

dotato di acuto spirito di osservazione e di una sensibilità e mentalità inconsuete per quei tempi in cui predominavano, in medicina, il dogmatismo e il carisma del cattedratico.

I racconti sulla Cina e sull'Estremo Oriente, luoghi che Soulié de Morant aveva avuto modo di conoscere per ben diciotto anni in qualità di diplomatico francese accreditato all'Ambasciata di Francia presso i Governi allora succedutisi (imperiale e repubblicano), lo affascinarono, ma ancor di più lo entusiasmò la descrizione dettagliata del metodo di cura cinese con aghi sottili.

Già Soulié de Morant, al rientro in patria nel 1918, aveva cercato di divulgare la tecnica dell'Agopuntura in Francia incontrando scarsissimo interesse, per non dire addirittura scherno e scetticismo, sia da parte dei medici, sia dalle classi di media ed elevata cultura sociale.

Si rividero in autunno a Parigi.

Ferreyrolles aveva come segretaria una studentessa in medicina, figlia di un caro amico e collega, il dottor Gagey.

Teresa, questo era il suo nome, aveva sposato il dottor Marcel Martiny, collaboratore del padre, di cui poi rilevò lo studio dopo la sua morte avvenuta nel 1929. Entrambi i giovani, dotati di facile entusiasmo e sincero interesse verso le nuove ricerche nel campo della medicina, furono presentati a Soulié de Morant da Ferreyrolles.

Ebbe inizio, così, un naturale e spontaneo rapporto di amicizia e di comunione d'interessi culturali.

Quest'incontro casuale può essere considerato il punto di partenza per la conoscenza e la divulgazione dei concetti base dell'Agopuntura Cinese, prima in Francia e successivamente nel mondo occidentale.

Il gruppo di lavoro, chiamato "Carrefour di Kos" (l'isola natale di Ippocrate), cominciò ad operare seguendo le indicazioni di Soulié de Morant (che non era medico) iniziando dalla terapia delle malattie reumatiche. Inutile dire che i successi furono ben presto evidenti, e il primo articolo sull'argomento, firmato da Ferreyrolles e Soulié de Morant, pubblicato nel numero di giugno del 1929 sulla rivista *L'Homéopathie française* col titolo *L'Acupuncture en Chine vingt siècles av.J.C. et la Réflexothérapie moderne*, sancì in modo del tutto ufficiale l'ingresso in Francia di questa innovazione terapeutica.

Il dottor Martiny, coadiuvato dalla moglie, laureatasi poi in medicina, aprì prima uno studio di Agopuntura aperto al pubblico due volte la settimana presso l'Ospedale Léopold-Bellan di Parigi, dove lavorava in qualità di primario medico, e poi presso l'Ospedale Foch, sempre a Parigi. Contemporaneamente, Ferreyrolles ottenne di poter esercitare l'Agopuntura presso il reparto diretto dal dottor Charles Flandin nell'ospedale Bichat, dove fu presto coadiuvato dall'assistente del primario, il dottor Hagop Koubesserian, il quale meritò a buon diritto l'ingresso nel gruppo di Kos.

George Soulié de Morant, guida spirituale e materiale del gruppo di studio e di lavoro, fu così incentivato a divulgare le basi di questa metodica appresa in Cina.
La data di pubblicazione del suo libro *L'Acupun-*

cture Chinoise (*L'Agopuntura Cinese*, ed. Mercure de France, aprile 1932), deve essere parimenti ricordata e celebrata, poiché, oltre a ratificare l'introduzione dell'Agopuntura Cinese per la prima volta nel mondo occidentale, premia altresì l'entusiasmo e gli sforzi di questa figura di uomo del tutto eccezionale e straordinario.

Ma, chi era George Soulié de Morant?
La madre, Marie Blanche Bienvenu, di origine franco-americana, lo partorì all'età di quarantadue anni a Parigi, il giorno 2 di dicembre dell'anno 1878.
Il padre, allora quarantaseienne, aveva conosciuto la futura moglie in America, dove si era recato in qualità di ingegnere al seguito delle truppe francesi inviate nel 1863 in Messico dall'Imperatore Napoleone III per facilitare l'insediamento dell'arciduca Massimiliano d'Asburgo, fratello dell'Imperatore d'Austria Francesco Giuseppe, quale nuovo Imperatore del Messico.
Ebbero due figli e una figlia, prima di George.
Desiderando fornire all'ultimo rampollo solide basi culturali, il padre lo affidò ai gesuiti del Collegio St. lgnace in rue Madrid, a Parigi.
La famiglia, che abitava nella capitale francese in Plaine Monceau, godeva di un tenore di vita più che elevato. Ogni estate era solita fare le vacanze in Bretagna, sulla spiaggia di Dinard, vicino a St. Enogat.

Qui i genitori familiarizzarono con Judith Gautier, figlia del grande romanziere Théophile

(1811-1872), personaggio assai singolare e bizzarro, da cui ereditò l'originalità del carattere. Judith, nata a Parigi il 25 agosto 1845, dopo essersi sposata nel 1866 con un poeta collaboratore e amico del padre, tale Catulle Mendès, divorziò alcuni anni dopo perché, essendo dotata d'indole irrequieta e curiosa, non solo non sopportava la monotonia del matrimonio, ma soprattutto i continui tradimenti del marito; d'allora non si risposò più, e non ebbe neanche figli. Questa persona, data la versatilità dei suoi interessi letterari e culturali, fu determinante per lo sviluppo della personalità del piccolo George.

Val la pena dilungarci su questa strana, interessante e affascinante figura femminile ("donna sfinge" la chiamò Edmond de Goncourt) in quanto, secondo i biografi di Soulié de Morant, la sua presenza influenzò totalmente il futuro del giovane a tal punto che, se non ci fosse stato l'incontro, l'Agopuntura Cinese sarebbe stata introdotta in Occidente solo molti decenni dopo, e non avrebbe avuto l'attuale impulso e livello di qualità.

Vediamo perché.
In casa Gautier la stravaganza era regola di vita. Quasi a voler ripudiare i costumi occidentali, ma soprattutto per curiosità verso il mondo orientale, tendenza questa dettata più dalla moda del momento che da reali esigenze politiche, sociali o economiche, la gente raffinata, alla ricerca smaniosa dell'esotismo, si sentiva fortemente attratta da tutto quanto riguardava la cultura cino-giappo-

nese. La famiglia Gautier, addirittura, fu contagiata da questa eccessiva esterofilia, favorita anche dai crescenti rapporti commerciali con le colonie d'oltre mare poste agli estremi del mondo allora conosciuto.

Racconta Judith nelle sue *Memorie* pubblicate nel 1904 che, più per gioco del destino che per far un piacere a un vecchio amico, suo padre Théophile, quando lei era ancora piccola, decise di ospitare in casa un uomo di nazionalità cinese. Costui, di nome Ting Tun Ling, che aveva allora circa trent'anni, era stato adottato da piccolo dai missionari francesi in Cina e, dopo essersi convertito al cristianesimo, fu aggregato al Vescovo di Macao, Monsignor Callery, il quale lo condusse in Francia con l'intento di redigere, con il suo aiuto, un dizionario franco-cinese. La prematura scomparsa del Vescovo e l'affievolirsi dei risparmi rendevano sempre più problematico il suo soggiorno; per giunta, Ting Tun Ling rischiava, una volta rimpatriato, la pena di morte in quanto era affiliato a una setta, la 'Grande Purezza', mal vista dal governo cinese.

Fu presentato ai Gautier da un amico, tal Clermont Ganneau, per essere momentaneamente ospitato; di fatto, rimase con la sua famiglia per tutta la vita alla stregua di rifugiato politico, in realtà amato e rispettato come figlio e fratello.

Questa figura magra, sottile, enigmatica, educata, colta e raffinata, condizionò il destino di Judith. Non solo le insegnò la lingua e la cultura cinese, ma ne divenne il migliore e più fedele amico fino alla morte, tanto che fu sepolto nella villa dei Gautier *Le Pré aux Oiseaux*, a St. Enogat in Bretagna.

Qui Judith Gautier, entrata in confidenza con la famiglia di Soulié de Morant durante le vacanze esti-
ve, a poco a poco assegnò il cinese all'educazione
anche del piccolo George il quale, rapidamente e
del tutto spontaneamente, gli era diventato molto
simpatico.

Il giovane, che aveva allora otto anni, apprese così
con facilità ed entusiasmo la lingua, la cultura, e il
cerimoniale dell'a Cina tradizionale.

L'influsso di Judith Gautier sulla sua educazione,
dettato anche da mal celato affetto materno (aveva circa quarant'anni e, come detto, non aveva
avuto figli) non si limitò esclusivamente a questo.
Infatti, nella sua casa si parlava e si viveva 'in modo
cinesÈ.

In particolare, Judith contribuì a divulgare in
Francia le usanze e il pensiero dell'Estremo
Oriente; pubblicò anche nel 1911 un dramma cinese, *La Fille du Ciel*, in collaborazione con Pierre
Loti, altro eminente orientalista, e fece conoscere,
con la sua opera *Le Parfum de la Pagode*, pubblicata postuma nel 1919, una delle più leggiadre leg-
gende cinesi.

Entrata nel 1910 nell'Accademia Goncourt, ne fu
membro attivo fino alla morte, avvenuta nel 1917
all'età di settantadue anni.

Anch'essa fu sepolta a St. Enogat accanto al suo
fedele e fraterno amico cinese.

Il sogno di George di iscriversi alla facoltà di
Medicina fu infranto dalla rapida e prematura
morte del padre. Successive difficoltà economiche gli impedirono anche di continuare gli stu-

di. Il destino premierà poi questa sua elevata aspirazione che, lungi dall'affievolirsi, si rafforzerà nel tempo fino a maturare negli eventi che l'hanno reso famoso nel mondo della medicina. Forte dell'educazione avuta dai gesuiti e della cultura cinese appresa da Ting Tun Ling, George, all'età di diciannove anni, con l'intento di viaggiare in Oriente, entra nella carriera diplomatica. Inizialmente assunto come segretario della "Compagnia del Sud-Est Africano e dello Zambesi", fu successivamente aggregato alla "Compagnia Industriale del Madagascar".

In un'epoca di forte espansione coloniale, disporre dì personale che dimostrava di conoscere bene lingua e usanze del luogo, significava avvantaggiarsi rispetto alla concorrenza. Pertanto, data la sua buona conoscenza della lingua cinese, fu così inviato nel 1901 a Pechino come diplomatico aggregato al Consolato di Francia.

Aveva allora ventitré anni.

Sono i tempi della rivolta dei Boxer, dell'Imperatrice Tseu-H'si, dei fermenti che preludono al crollo delle Dinastie Imperiali e alla proclamazione della prima Repubblica in Cina.

Gli stranieri (diplomatici, missionari, commercianti, soldati), forti della superiorità più politico-tecnologica che etico-culturale, erano mal visti e, peggio, mal sopportati. Li chiamavano "barbari" perché non conoscevano le creanze del buon vivere, erano arroganti e superficiali.

Fino al 1858 i diplomatici accreditati a Corte potevano accedere alla presenza dell'Imperatore solo entrando da una porta riservata ai sudditi dell'Impero.

Tuttavia, dopo la Guerra detta "dell'Oppio", dai paesi occidentali alleati venne imposta l'abolizione di questo cerimoniale, perché ritenuto troppo umiliante, e d'allora in Cina il malcontento popolare aumentò.

Per Soulié de Morant, che conosceva bene l'etichetta protocollare, non fu così.

Fu sempre ben visto sia a Corte sia nella buona società di Pechino.

Era trattato come un cinese tra i cinesi per le belle maniere e la correttezza del comportamento.

Da ciò si deduce che la sola conoscenza di una lingua non basta per potersi integrare in un paese straniero.

Dal 1902 de Morant è interprete ufficiale presso la "Compagnia Imperiale" della ferrovia Nanchino-Pechino. Presentato dal segretario dell'ambasciata francese a Pechino, Charles Ronin, al Vescovo della Mongolia Occidentale, Monsignor Bermyn, viene da questi incaricato di redigere per i missionari residenti una grammatica mongola.

Fu la prima di quaranta opere, e apparve nel 1903 a Parigi nelle edizioni Leroux.

Successivamente, avendo il Ministero degli Affari Esteri apprezzato il suo comportamento, nonché la padronanza della lingua e la conoscenza di usi e costumi cinesi, fu inviato a Shangai nel 1903 in qualità di membro della Corte Mista di Giustizia.

Fu nel 1905, in occasione di un'epidemia di colera a Pechino, che iniziò a conoscere veramente la pratica dell'Agopuntura.

Durante una visita all'ospedale notò che un medico, chiamato Yang, otteneva maggiori risultati sull'evoluzione della malattia infiggendo degli aghi nella pelle, mentre gli altri si limitavano a somministrare solo farmaci. Incuriosito dal metodo, rispettando il cerimoniale che regolava i rapporti sociali, chiese al vescovo di Pechino, monsignor Favier, di essere presentato al medico il quale, colpito più dalla conoscenza dell'etichetta cinese che dall'interesse per la medicina mostrato dal diplomatico francese, accondiscese a fornirgli libri, indicazioni e nozioni sull'arte dell'Agopuntura Cinese.

Scriverà in seguito Soulié de Morant nel suo primo articolo sull'Agopuntura, pubblicato nel 1929 con la collaborazione di Paul Ferreyrolles, che questo episodio trasformò radicalmente la sua vita (per la verità, non fu l'unico, e non solo per lui!).

George Soulié de Morant era una persona assai gradevole e non poteva non piacere.

Era giovane, affascinante, sportivo (buon nuotatore, buon cavaliere, buon tennista), si presentava bene ed elegantemente nell'alta società, sapeva dipingere e suonare il pianoforte con grazia e stile, era colto, istruito e versatile nelle lingue (conosceva e parlava correttamente, oltre al cinese non solo di Corte ma anche dialettale, l'inglese, il tedesco, lo spagnolo. il portoghese, l'italiano e il latino).

Fece, com'era prevedibile, una rapida carriera.

Nel 1906, all'età di ventotto anni, fu inviato con l'incarico di console delegato a Kouen-Ming nella provincia di Yunnann, al capolinea della rete ferroviaria costruita dai francesi per collegare le estreme province del Sud della Cina ad Hanoi.

Qui, con la benevolente amicizia del Viceré, ebbe modo di approfondire l'Agopuntura presso un ospedale del luogo, di perfezionare le sue conoscenze sugli usi e costumi cinesi, e di scrivere, nel 1908, le sue due successive opere su temi storico-geografici. Queste ultime, per l'attualità contemporanea degli argomenti affrontati, sottolineano la profonda conoscenza dei luoghi in cui visse e la serietà con cui operava nelle vesti di diplomatico e di osservatore straniero in Cina.

Occorre ora menzionare un altro episodio curioso e fortuito occorsogli in quegli anni.

Per puro caso nel 1908 salvò la vita, senza sapere chi fosse realmente, a Sun Yat-sen (1866- 1925), padre spirituale della prima Repubblica Popolare Cinese proclamata nel 1911 dopo la rivoluzione che aveva detronizzato l'Imperatore. Fu proprio de Morant ad accordargli allora il visto che gli permetterà di sfuggire per l'ennesima volta alla polizia imperiale, da tempo e cronicamente senza successo sulle sue tracce.

Chissà, forse ha inconsapevolmente favorito la storia! Fatto sta che, ripensandoci su tanti anni dopo, de Morant scrisse una sua biografia, pubblicata nel 1932, in cui pone l'accento sulle basi ideologiche proposte da Sun Yat-sen per restaurare in Cina una giusta e reale democrazia.

La sua analisi storica di quel periodo è lucida,

obiettiva, profonda, acuta. Non nega sincera simpatia verso i cinesi quando afferma che:

«[...] *l'aspirazione del popolo cinese ai suoi diritti e la volontà di non abdicare ai doveri sono tali da non poter mancare di realizzare un giorno l'esperienza della democrazia integrale promessa da Sun Yatsen. Nulla fa pensare che l'intera umanità non decida a sua volta di realizzare questa nuova formula».*

Quale espressione di fiducia verso un popolo che tanto conosceva e amava!

Nonostante la robustezza del fisico, contrasse nel 1905 a Shangai una forma di dissenteria e, nel 1906 a Yun-nanfou, la malaria.

In seguito farà fatica a riprendersi da queste due malattie che periodicamente l'affliggeranno.

Fu inviato in convalescenza prima in Giappone e poi in Francia, dove soggiornò in vari periodi.

Durante uno di questi conobbe in casa di amici la signorina Emilie Dalsème.

Si sposarono nel 191I; lui aveva trentatré anni, lei trentuno. Ebbero due figli, Nevill nel 1912 ed Evelyn nel 1914, unici depositari, nella loro casa nei pressi di Parigi, di tanti ricordi che racchiudono un periodo storico così determinante per l'attuale società.

Dal 1911 al 1918 i soggiorni in Francia si fecero sempre più frequenti, sia per motivi di salute sia per l'incalzare degli eventi storico-politici. Oltre tutto, i doveri verso la famiglia richiedevano la sua presenza in patria poiché la moglie non lo accompagnò mai in Cina. Dopo una breve parentesi che lo vide sul fronte occidentale nel 1916 nel ruolo d'interprete, ritornò in Cina nel 1917 in qualità di console con il compito, dettatogli dal Ministero dell'Istruzione, di fondare un museo francese di archeologia e arte cinese, opera mai realizzata per gli avvenimenti che sconvolsero in quel periodo sia l'Oriente sia l'Occidente (Prima Guerra Mondiale, Rivoluzione Russa, Rivoluzione Cinese).

Partito dalla Cina nel 1918, non vi fece più ritorno. Rientrato definitivamente in patria, riprese a scrivere.

La finezza espressiva e l'educazione letteraria, di cui parte del merito spetta senza dubbio a Judith Gautier, fanno di lui un insigne scrittore, amabile nel tratto, incisivo senza essere pedante, profondo e arguto al tempo stesso.

Delle sue quaranta opere pubblicate, solo cinque sono state ristampate e sono attualmente reperibili presso tutte le librerie che trattano argomenti scientifici, culturali e letterari, mentre le altre non sono più disponibili essendo esaurite le copie rimaste; queste si possono consultare solo in biblioteche specializzate.

C'è da sperare solo che qualche editore lungimirante provveda a recuperarle e a divulgarle, poiché l'autore ha scritto di tutto sulla Cina: romanzi, saggistica, opere su arte, storia, geografia, diritto morale e letteratura cinesi (soprattutto relativi al periodo d'oro della dinastia Ch'ing che vide dominare gli imperatori Manchu), e, soprattutto, libri di Agopuntura, moxa, pulsologia, chiropratica e chiromanzia cinese sulla base delle informazioni a lui fornite.

È un vero peccato che tale vasto sapere sia così poco conosciuto!

Per esempio, nel *Saggio sulla storia dell'arte cinese* vengono riportati disegni, pensieri, riflessioni che vanno al di là della pura conoscenza tecnica o della descrizione iconografica: una parte è dedicata alla piaga della diffusione dei falsi d'autore che già allora imperversavano sul mercato artistico. Analogamente, nel *Saggio sulla letteratura cinese*, dedica un intero capitolo al giornalismo in Cina, rilevando come la stampa abbia contribuito al risveglio della coscienza nazionale per la diffusione capillare delle notizie nel linguaggio che le è più consono: chiaro, secco, incisivo, popolare (nel 1872 appare a Shangai il primo quotidiano con tali caratteristiche, *Il Giornale di Shangai*, noto anche come *Chinese Daily News*).

Così, nei romanzi cosiddetti "libertini", che ricostruisce da fonti originali, descrive il quadro di un'epoca forse decadente, ma sicuramente raffinata, quale fu l'ultimo periodo delle dinastie imperiali.

Il suo libro dedicato alla musica in Cina è ricco di descrizioni di strumenti rari e poco conosciuti e di osservazioni tecniche:

«[...] *i toni in Cina sono più elevati che in Occidente e la voce più apprezzata è quella di sopra-
no, il cui timbro tuttavia è più acuto e in falset-
to, mentre quella poco richiesta è il baritono che
rappresenta la più bassa tonalità cui possono
arrivare i cantanti cinesi*».

Le riflessioni sul teatro cinese, prima e dopo la
Rivoluzione del 1911 sono oltremodo interessanti.
Peraltro, il gusto cinese per il dramma è sempre
stato vivo, così com'é per il popolo partenopeo
la sceneggiata, ma purtroppo a lungo represso
dalle dinastie imperiali, in quanto considerate
deteriori e plebee sia la professione di attore (ri-
gidamente vietata alle donne) sia la rappresentazione scenica. Dal 1911 l'arte drammatica, con
l'abolizione delle caste, la liberazione dai vincoli
sociali e la liberalizzazione dei costumi, si è svi-
luppata nella giusta direzione con naturale espansione, in quanto rappresenta l'anima del popolo
cinese.

Non ci dilungheremo sulle altre opere.
A conclusione del commento sulla sua ampia attività letteraria ci limitiamo unicamente a sottolineare il filone storico-biografico.
George Soulié de Morant, in quanto testimone diretto di tradizioni, fatti e personaggi di due epoche, non poteva non descrivere e commentare gli
eventi che hanno permesso la trasformazione so-

ciale condizionando, nel futuro, il modo di vivere del popolo cinese.

Così, oltre alla biografia di Sun Yat-sen, ne pubblica una su Tseu-H'si, l'Imperatrice del tempo dei Boxer, e praticamente l'ultima grande rappresentante della Dinastia Imperiale Cinese; inoltre, analizza in uno studio l'epopea dei gesuiti francesi in Cina e il loro operato teso al mantenimento, sin dal XVII secolo, dei rapporti tra i due mondi; infine, pubblica un libro sulla storia della Cina e un altro sulla vita di Confucio.

La sua attività di sinologo cesserà nel 1932. D'allora si dedicherà esclusivamente allo studio e alla diffusione dell'Agopuntura Cinese.

Come abbiamo già detto, nel 1932 esce la sua opera *L'Acupuncture chinoise* (*L'agopuntura Cinese*), primo vero trattato completo sull'argomento apparso in Occidente.

In realtà, occorre precisare che esistono descrizioni di questa tecnica diagnostico-terapeutica sin dal XVII secolo, fatte allora dai missionari gesuiti francesi inviati in Cina dal Re Luigi XIV.

Non solo, Andreas Cleyer, farmacista e botanico della Dutch East India Company, pubblicò nel 1683 a Francoforte un piccolo trattato di medicina cinese: *Specimen Medicinae Sinicae,* in cui espone correttamente, per la prima volta in Occidente, i principi, allora sconosciuti, dell'Agopuntura.

Inoltre, abbiamo analoghi riscontri narrati da Engelbert Kaempfer, illustre naturalista e medico, che viaggiò a lungo in Cina e Giappone nel XVII secolo.

Nel 1712 apparve in *Amoenitate exoticae*, scritto da un viaggiatore olandese, una fugace citazione dell'Agopuntura.

Sulla base dei pochi e incompleti elementi allora disponibili, riferiti per lo più come curiosità etnica, il medico J. Cloquet, della facoltà di Medicina di Parigi, nel 1825 provò, con scarsi risultati, a pungere le zone del corpo dolenti con lunghi aghi (vedi Dantus: *Traité de l'Acupuncture d'après les observations de J. Cloquet*, Parigi, 1826).

Dobbiamo arrivare alla seconda metà del XIX secolo per leggere, finalmente, la prima dettagliata descrizione (peraltro mal tradotta dal cinese e poco divulgata) della terapia con aghi nel *Trattato di Medicina Cinese* di Dabry, console ad Hankeou, pubblicato a Parigi nel 1858.

Sulla sua falsariga apparve, sempre a Parigi, nel 1873, la *Matière Médicale chez les Chinois* del medico Soubeyran.

Infine, nel trattato *La Médicine des Chinois* (Hanoi, 1902), il medico francese Jules Regnault dedicò solamente un breve capitolo alla tecnica e ai principi dell'Agopuntura Cinese.

Questi sono i pochi riferimenti storico-bibliografici sulla Medicina cinese e sull'Agopuntura in Occidente prima di Soulié de Morant.

Comunque, un'ampia, dettagliata e documentata storia dell'Agopuntura in Cina, Giappone e Occidente è riportata dallo stesso autore nella prefazione al suo libro *l'Acupuncture Chinoise* (L'Agopuntura Cinese) del 1932.

Basti pensare che qui elenca, citandoli uno per

uno a partire dal neolitico e dinastia dopo dinastia, tutti i nomi celebri degli agopuntori cinesi che hanno contribuito a definire le basi e le Leggi dell'Agopuntura.

In breve, dal 1932, con la pubblicazione delle sue opere e con i successi ottenuti dai collaboratori medici che, sotto la sua guida, operavano con dirette e precise indicazioni, la tecnica viene apprezzata e si diffonde prima a Parigi e poi in tutta la Francia.

Nonostante la persistenza dello scetticismo da parte della Medicina ufficiale, il "Carrefour di Kos" si amplia con l'adesione di nuovi membri. Altri ospedali sono disposti ad ospitare gli agopuntori: Saint-Louis, Saint-Jacques e Hahnemann.

Crescono l'entusiasmo e l'interesse.

Nel 1950 la sua prima opera sull'Agopuntura del 1932 viene proposta alla Commissione per il Premio Nobel per la fisiologia dal medico Paul Mériel della facoltà di Toulouse. Non vincerà, ma il privilegio e l'onore per un non-laureato in medicina sono grandi.

E, naturalmente, cresce anche l'invidia.

Nello stesso anno, all'età di settantadue anni, viene denunciato da un medico, precisamente da un allievo tanto ingrato quanto invidioso, dal momento che ha avuto modo di avvantaggiarsi dei suoi insegnamenti, per pratica illecita della professione medica.

Il giudizio finale, dopo un'inchiesta penosa e

un'appassionante autodifesa, gli fu favorevole, ma il momento assai amaro.

Verrà addolcito il 19 dicembre 1953 quando ottantacinque medici suoi allievi, amici e ammiratori gli faranno dono, per solidarietà e stima, di una medaglia d'oro con incisa la sua effigie.

La salute incominciava a vacillare; già demoralizzato dal processo, ebbe nel 1952 un'ictus cerebrale da cui residuò un'emiplegia destra.
Con la forza della volontà, all'età di settantaquattro anni, imparò a scrivere con la mano sinistra; voleva a tutti i costi terminare la redazione della successiva edizione in due tomi del *Trattato di Agopuntura Cinese,* cui pose finalmente termine nel 1955.
Non superò un'altro ictus.
È morto a Neuilly-Parigi, all'età di settantasette anni, la sera del 10 maggio 1955.
È sepolto a Méré, vicino a Montfort-l'Amaury, nella regione dell'Ile-de-France.

Nel corso di una cerimonia nel centenario della sua nascita, il 2 dicembre 1978, dopo un'allocuzione del medico Jean Choain di Lille, è stata scoperta una lapide nella sua casa di Neuilly. Su di essa vi è scritto:

> *"Qui visse dal 1920 al 1938 George Soulié de Morant, console di Francia in Cina, sinologo, che introdusse in Francia sin dal 1929 l'Agopuntura Cinese."*

Raro esempio di quanto siano più importanti i fatti

delle parole!

«Un vaso è utile solo per lo spazio che racchiude».

Ciò che Lao Tze insegna da ventisei secoli e che tanto ricercò, conobbe, amò, e divulgò, ha incarnato la morale, gli ideali e l'operato del suo passaggio terreno[156].

156   Estratto dal mio libro *Agopuntura e Omeopatia. Complementarietà o antitesi?* Edizioni Mnamon, Milano, 2016.

L'opera di George Soulié de Morant

Questo è l'elenco cronologico delle opere di George Soulié de Morant, che comprende anche i suoi sette romanzi e i libri d'Agopuntura.

1903 Éléments de grammaire mongole
1908 Les Barbares soumis du Yun Nan
1908 La Province du Yun Nan
1910 La Musique en Chine
1911 Tseu-H'si lmpératrice des Boxers
1912 Lotus d'Or (traduzione)
1912 Essai sur la littérature chinoise
1913 Strange Stories From the Lodge of Leisures (traduzione)
1916 Les Drots conventionnels des Étrangers en Chine
1920 In the Claws of the Dragon (romanzo)
1921 Les Contes galants de la Chine
1922 Le Palais des Cent Fleurs (romanzo)
1923 Le Florilège des Poèmes, Song
1923 Mon Cher Compagnon (romanzo)
1924 Le Singe et le Pourceau
1924 La Passion de Yang-Kwé-Féi
1925 La Brise au clair de lune
1925 Exterritorialité et intéréts étrangers en Chine
1925 Bijou-de-Ceinture (romanzo)
l926 Théâtre et musique modernes en Chine
1926 Trois Contes chinois du XVII siècle
1927 Ce qui ne s'avoue pas, méme à Shanghai, ville des plaisirs (romanzo)
1927 Le Trésor des Loyaux Samouraïs

1928   L'Amoureuse Oriole, jeune fille
1928   Histoire de l'Art chinois
1928   L'Épopée des jésuites françaises en Chine
1929   Les Préceptes de Confucius
1929   Histoire de la Chine
1930   Divorce anglais (romanzo)
1931   Saine Jeunesse (romanzo)
1932   Soun-Iat-sen
1932   Sciences occultes en Chine
1932   Antropologie de l'amour chinois. Poèmes de lascivité parfumée
1934   Précis de la vraie Acupuncture Chinoise (I volume), Mercure de   France
1934   Acupuncture et médecine chinoise vérifiées au Japon. Ed. du Trianon. Prefazione di George Soulié de Morant. Traduzione di George Soulié de Morant e del medico Sakurazawa, da un'opera di Nakayama
1939   L'Acupuncture Chinoise (tomo I e II), Ed. Mercure de France
1972   L'Acupuncture Chinoise (2 volu mi), Ed. Maloine S.A.
1979   Acupuncture-Communications   1921-1951, Ed. La Maisnie
1983   Le Diagnostic par les pouls radiaux, Ed. La Maisnie

Principali articoli sull'Agopuntura:
- L'Acupuncture en Chine vingt siècles av. J. C. et la Réflexorhérapie moderne, di George Soulié de Morant e del medico Ferreyrolles, in 'L'Homéopathie française' giugno 1929

- Les Aiguilles et les Moxas en Chine ou le Traitement des algies par traumatisme dermique, di George Soulié de Morant e del medico Ferreyrolles, in 'Science médicale pratique', giugno 1931
- L'Acupuncture Chinoise, Ed. Mercure de France, aprile 1932
- L'Acupuncture Chinoise, in 'Annales homéopathiques de l'hòpital Saint-Jacques' giugno 1932
- Les Pouls chinois, Ed. Mercure de France, gennaio 1933
- L'Acupuncture Chinoise ou la Guérison par les piqure d'épingles vérifiée au Japon,
in 'Paris-Midi', 13 marzo 1933
- L'Acupuncture, in 'VU', 26 maggio 1934
- L'Acupuncture vérifiée au Japon, Ed. Mercure de France, giugno 1934
- Lettre du Docteur. L'Acupuncture ou 'l'Art de piquer', in 'La Revue belge', maggio 1935
- Chine et Japon, in 'Histoire générale de la médecine', 1936
- Acupuncture Chinoise: troubles fonctionnels,1937
- L'Acupuncture thérapeutique chinoise, in 'L'Illustration', settembre 1943
- L'Acupuncture, énergie vitale et électricité cosmique, in ''Médecine officielle et Médecines hérétiques', 1945
- Preuves des pouls chinois par les pouls occidentaux, in 'Cahiers d'homéopathie et de thérapeutique comparée', 1948
- L 'Acupuncture franco-chinoise I, in 'France Asie', ottobre 1951
- L'Acupuncture franco-chinoise 111, in 'France Asie', aprile 1952

- Déplacement du sacrurn et des vertèbres, in 'Cahiers d'homéopathie et de thérapeutique comparée' 1951-52
- Lexique thérapeutique (Abcès à Grippe), in 'Bulletin de la Société d'Acupuncture' (dal numero 29 al numero 46), 1958-62

Articoli vari:
- Le choléra en Chine,1902
- Les Mongols, leur organisation administrative, 'Actes du XIV° Congrès international des orientalistes', Leroux, 1905
- Le Province du Yun Nan, 'Annales de la Société de géographie commerciale' Hanoi, Imprimerie d 'Extréme-Orient, 1908
- Les Barbares soumis du Yun Nan, 'Bulletin de l'École française d'Extréme-Orient', Hanoi, lmprimerie d 'Extréme-Orient , 1908
- Les Peuples de l'Asie centrale, 'Revue lndo-chinoise', 1910-1 1
- La Mentalité chinoise, 'Conference à l'Institut général psychologique ', 1910
- Le Radeau des amants (racconto), 1912
- Le Problème des bonzes antiques de la Chine, 'Études asiatiques', 1923
- Les Rêves érudiés par les Chinois, 'Revue française de psychanalyse', 1927
- Visages sans bouche dans l'Antiquité méditerranéenne et chinoise, 'Mercure de France', novembre 1930
- L'Astrologie en Chine, 'Le Grand Nostradamus', 1934

- Suis-je un sorcier? Non, mais..., 'Confessions', giugno 1937
- Nos fous dangereux en liberté, 'Cahiers d'homéopathie et de thérapeutique comparée', 1949
- Règles des Chinois pour l'examen des maladies, 'Cahiers d'homéopathie et de thérapeutique comparée', 1949

Trattato di Chiromanzia Cinese

Considerazioni e commento al testo di S. de Morant

È notevolmente rilevante, come tipico frutto del tempo presente, questa pulsione alla conoscenza dei lati oscuri dell'uomo attraverso l'analisi dei suoi costituenti corporei.

Il fatto poi di rivolgersi al pensiero orientale, cinese in particolare, conferisce alla ricerca una sottile e fascinosa atmosfera esotica.

Non dobbiamo dimenticare che la Chiromanzia è vecchia quanto l'uomo[157], e, comunque la si consideri, sia essa Scienza o Arte, ha avuto la luce, come prevedibile, in Oriente.

In India era già nota da secoli, come tramandato dai testi vedici.

Anche in Cina la tradizione divinatoria attraverso la mano ha ben solide radici; essa coordina, in un insieme sintetico, le conoscenze astrologiche, fisiologiche e religiose che hanno sempre permeato la struttura sociale e la vita dei cinesi, dalla medicina alle arti, dalla letteratura ai costumi, dall'etica alla musica, seguendo la storia delle dinastie imperiali.

---

157   Letteralmente significa"scienza divinatoria attraverso lo studio interpretativo delle linee della mano"; mentre chiamasi Chirognomia lo studio delle caratteristiche morfologiche della mano. La fusione delle due tecniche si chiama Chirologia.

Viene a questo punto spontaneo l'accostamento con l'eccellente testo cinese d'arte divinatoria, la cui mitica compilazione risalerebbe alla preistoria della Cina: *"I King, il Libro dei Mutamenti"*, reso noto in Occidente solo nel 1923 da Richard Wilhelm, e poi divulgato in Europa da Carl Gustav Jung, libro cui lo psicanalista dedicò un'accurata prefazione sia alla traduzione inglese del 1949 sia all'edizione italiana del 1949[158].

Si tratta anche in questo caso di concetti e di predizioni che si perdono nella notte dei tempi e che, per la loro semplicità e profondità costantemente confermata nella realtà, sono veri, come vero è l'uomo con le sue "mutazioni".

Il pensiero cinese è assai fecondo.

I cinesi, millenni fa, hanno scoperto, analizzato e divulgato tutto il "cosmo" nella sua interezza in parte con la tradizione orale[159] in parte con note scritte[160].

---

158   *I King (il Libro dei Mutamenti)*, Collana "Psiche e Coscienza", Ed. Astrolabio, Roma, 1950.

159   *Huang Di Neijing Su Wen*, il primo Libro dell'Imperatore Giallo Hoang Ti, che raccoglie i suoi leggendari dialoghi con i sei medici consiglieri avvenuti, si dice, nel 2800 a. C., è stato aggiornato nei tempi successivi da Wang Ping nel 762 d. C. e dai consigli dei Saggi succedutisi nel periodo Song (960-1126 d. C.) e nel periodo Ming (1368-1644 d. C.). Si tratta della prima raccolta della tradizione orale cinese riguardante i principi su cui si basa la Natura, secondo il pensiero orientale, e, di conseguenza, il trattamento con gli aghi o con la moxa quando si perde l'armonia con il Cosmo.

160   Sono i commenti in ideogrammi degli autori classici, tra cui il celebre monaco Sueh, vissuto nel XIX secolo.

Chi ha letto i testi di Medicina Tradizionale Cinese per capire e praticare l'Agopuntura, può comprendere come la conoscenza della fisiologia dell'uomo, per i cinesi, non può prescindere dalla comprensione degli eventi cosmici (stagioni, clima, cicli biologici) che incidono sulle cause e influenzano l'evolversi delle malattie.

Sgomenta, per la nostra tradizione occidentale, questa costante presenza del particolare nel generale, del microcosmo nel macrocosmo, quest'analisi serrata e dettagliata dei sintomi che sfocia poi nella definizione della globalità dell'essere, e alla fine nella diagnosi medica vera e propria, che altro non è se non la sintesi di quell'uomo ammalato, la spiegazione dell'evolversi della disritmia delle sue "energie vitali"; diagnosi che, a sua volta, è il preludio per la scelta di un trattamento utile a ripristinare il primitivo equilibrio, ora compromesso.

Così, se la punta della lingua corrisponde all'organo cuore, un arrossamento in questa sede esprimerà "calore e pienezza nel cuore" (ipertensione, infarto); se c'è una carie nei denti canini superiori, che corrispondono al viscere stomaco, questa esprimerà "calore e pienezza nello stomaco" (indigestione, gastrite, ulcera); se la guancia destra corrisponde all'organo polmone, un arrossamento in questa sede esprimerà "calore nel polmone" (bronchite, polmonite); poiché la punta del naso corrisponde all'organo milza, il suo arrossamento esprimerà "calore nella milza" (diarrea, diabete); e così via.

Il concetto di rappresentazione somatotopica[161] è tipicamente cinese; non esiste segmento corporeo in cui non sia rappresentato in sintesi tutto l'organismo.

Nella semeiotica medica cinese, come accennato, tutto ciò è molto importante; non dimentichiamo che l'esame dei polsi è l'accertamento principale dello stato di salute poiché nei polsi si esprimono i "cinque movimenti", i "cinque elementi", e tutti gli organi e i visceri con le loro manifestazioni patologiche.

Così, anche nel padiglione dell'orecchio è proiettata la mappa degli organi, donde la sua utilità a scopo diagnostico e terapeutico (Auricolo Medicina).

Tutti i singoli elementi considerati per la conoscenza dell'uomo (volto, mano, occhio, orecchio, piede, ecc.) devono comunque essere integrati e coordinati affinché non sfugga l'unità che ne è poi il cardine e la sintesi, al fine di decidere il trattamento più adatto al riequilibrio energetico.

L'uomo deve sempre essere considerato (di là da schematismi parcellari oppure da preconcetti ideologici, o da frammentazioni semiologiche) in simbiosi

---

161   Tecnicamente, è la corrispondenza tra una parte del corpo e un'altra dotata di funzione superiore. Ad esempio, i muscoli di un arto sono collegati con alcuni specifici gruppi di neuroni nella corteccia cerebrale dai cui dipende il loro comando. È il particolare che fa sempre riferimento al centro generale. Il concetto indica anche che ogni rappresentazione corporea è presente in tutti gli organi, dal più grande al più piccolo (cellula). Così, nel padiglione auricolare, nella pianta del piede e nel palmo della mano possiamo osservare alcuni punti che riflettono i vari distretti dell'organismo, la cui stimolazione ha effetto regolatore sugli stessi.

con il mondo esterno e con le singole differenti parti costituenti il proprio Sé.

Abbiamo detto: la parte per il tutto, il microcosmo per il microcosmo.

L'uomo, che racchiude le "essenze", i sentimenti, gli *Chenn*, le reazioni, le espressioni della Natura, è il mortale che però tende all'Assoluto, l'uomo che carpisce il "fuoco degli Dei" per arricchire l'umanità, diventando al tempo stesso simbolo della divinità con la quale tenderà a identificarsi[162].

Non dimentichiamoci di quanto dicevano gli antichi Sapienti:

> *"Conosci te stesso, perché solo nella profondità del nostro essere possiamo ritrovare l'Unità Divina"*.

È un legame comune, un filo atavico che ci avvolge, congiungendoci con il passato e ricucendo l'Occidente[163] all'Oriente[164].

Anche la mano ha una sua tipologia somatotopica in relazione ai "cinque movimenti", e pertanto agli organi corrispondenti.

Ma la Chiromanzia non è solo questo, e lo conferma il testo di Soulié de Morant.

Traspaiono da quest'opera dei concetti essenziali che vale la pena sottolineare.

---

162   Vedi la mitologia degli eroi e dei semidei in *Dei e Miti* di A. Morelli, Ed. Fratelli Melita, 1987.
163   Come ci insegna C. G. Jung.
164   Come afferma *l'I King*.

Innanzi tutto, di là della pura descrizione conosciti-
va e interpretativa a scopo diagnostico delle linee del
palmo della mano, dell'aspetto delle unghie, della
forma del polso e delle dita, pare rilevare il profondo desiderio di ordine-giustizia dei cinesi, il criterio
di analizzare non per catalogare, ma per confermare
che in Natura tutto è serenamente collegato, è facilmente deducibile, è armonioso e consequenziale perché in sereno accordo:

"[...] *il polso sottile esprime finezza mentale* [...]";

"[...] *la facoltà della mano sta nell'afferrare e nel
trattenere, nel prendere e nell'abbandonare; se la
mano è sottile e lunga, non può trattenere e la sua
natura è generosa* [...]";

"[...] *le linee interne delle dita che formano cento
disegni sono segno di agitazione e di dispersione*
[...]";

"[...] *il palmo freddo è segno di depressione nervosa, il palmo secco esprime volontà* [...]".

In definitiva, è il buon sapere popolare che torna a
galla, e questo altri non è se non un ritorno all'equilibrio con le forze della Natura.

L'interesse alla mano non è solo prerogativa del mondo orientale; lo stesso dottor C. F. Samuel Hahnemann, fondatore dell'Omeopatia, alla fine del corso
di studio superiore presso il prestigioso Istituto di
Sant'Afra a Meissen (sua città natale), dove poté entrare (pur essendo di famiglia modesta, essendo la
Scuola riservata al ceto facoltoso) perché appoggiato

dal suo antico maestro di scuola, il professor Müller, il quale già vedeva in lui lo spirito del "genio", presentò un saggio, scritto in latino, dal nome: "*La strana costruzione della mano*", per sottolineare, ed elogiare, l'importanza della esatta interpretazione di quella parte del corpo da cui, a parte il viso, appaiono e diventano assai evidenti i tratti del carattere.

La scelta stupì i docenti e gli allievi della Scuola, ma non noi che, dal suo pensiero, abbiamo appreso quanto sia utile la conoscenza del "particolare" rispetto al "generale".

Questa visione "olistica" è trasversale ai due mondi, orientale e occidentale, e il fatto che avesse attratto l'attenzione anche del giovane Hahnemann, persona dotata di cultura assai vasta per i suoi tempi, sta a significare che, in tema di sapere universale, esistono archetipi (e basi spirituali) comuni.

Tant'è che la letteratura riporta anche un'opera, da taluni considerata apocrifa, del famoso conte di Cagliostro, mago, massone ma soprattutto terapeuta e alchimista: "*Les petits mistères de la destinée*", che tratta lo stesso argomento, cioè la divinazione attraverso la mano.

Evidentemente, pensatori assai liberi, dotati di profonda cultura e conoscenza, hanno attinto alle stesse fonti, di sicuro assai antiche[165].

---

165   Per approfondire la conoscenza di questo misterioso personaggio, vedi la trilogia dei libri da me pubblicati sul conte di Cagliostro nel sito Mnamon.it, Milano, 2014, e su Amazon.it.

Purtroppo è stata un'errata interpretazione populistica, a sfondo fatalistico, a far piombare la Chiromanzia nel discredito, da scienza occulta a ciarlataneria zingaresca.

Infatti, la Chiromanzia è divinazione, cioè viene utilizzata per predire il futuro.

Sorgono spontanee delle perplessità: è veramente scritto tutto nelle linee della mano? Che fine ha fatto la possibilità di disporre a piacimento della propria volontà? Siamo dei burattini nelle mani del fato? Siamo dei predestinati a canale unico? Dov'è il "libero arbitrio" degli esoteristi?

"No, non è così", dicono i cinesi!

I segni sulla mano, così come su qualsiasi altra parte del corpo, dai piedi all'iride, o all'orecchio, esprimono ciò che si è, lo stato attuale delle possibilità espressive, la capacità potenziale di ammalarci, di evolvere o di inserirsi con successo nella società, quasi un diario palpabile della nostra vita, che nessuna cicatrice, tatuaggio o altro ritocco della pelle può modificare, bensì solo nascondere.

In tal modo, passato, presente e futuro s'integrano nel Sé.

La lettura della mano non serve per predire fortuna e ricchezza, disgrazie, povertà e morte. La mano ci dice solo chi siamo e che cosa possiamo fare per ottenere gioie, salute e onori, e per fuggire i dolori, le malattie, gli insuccessi.

I cinesi non dicono: "*il fato è segnato, devi rassegnarti*", dicono: "*tu sei così, adeguati alla tua natura*".

Quest'ottimistico ribaltamento concettuale, tipico della sottile dialettica cinese, è il vero significato del sereno fatalismo orientale, è l'indicazione di una retta via all'unità del *Tao*, cosciente e coerente nei principi e nei mezzi.

Il fatalismo cinese è conoscenza consapevole dei propri limiti per adeguarsi al flusso imperturbabile del divenire della Natura.

Sapere chi siamo e chi potremo essere, è il giusto punto di partenza del nostro agire.

Non potremo fare di più e diversamente, perché non ne possediamo i mezzi; un pavido non sarà mai un condottiero, un contemplatore non sarà mai un mercante.

L'invito all'autoconoscenza supera l'ineluttabilità del fato che precondizione il nostro agire, ed è la base di un giusto comportamento secondo le proprie naturali inclinazioni.

Vi è scritto: "*Il volto è la radice, le mani sono i rami*"; infatti, i cinesi, abili mercanti, usavano analizzare mani durante i commerci per confrontarsi e trarne profitto.

Conoscere i lati forti o deboli dell'avversario, fa parte del gioco, è la dialettica della vita sociale. Conoscenza, esperienza e capacità sono le doti necessarie per attuare tutto ciò.

La rarità di quest'opera consiste anche nel suo pregevole valore di ricerca storica.

Le indicazioni raccolte in questo libro sono antichissime.

In Cina i primi testi di Chiromanzia vengono, infatti, riferiti al IV secolo a. C.

Anche la Bibbia ne fa riferimento:

> *"Mettete un sigillo sulle mani di ogni uomo, perché tutti riconoscano le sue opere!"* [166].

In occidente, il primo testo ufficiale di Chiromanzia vide la stampa nel 1475. Si tratta dell'opera in tedesco di Johann Hortlich: *"Die Kunst Chiromantie"*.

Le prime note scritte risalivano fino allora ad Aristotele, il quale nel suo scritto: *"De Coeli et Mundi Causa"*, dice che:

> *"[...] le linee non sono state tracciate senza ragione nelle mani degli uomini... esse derivano soprattutto dall'influenza del Cielo e della nostra individualità"*.

L'uso della mano, come indicato nella tradizione, è visto non solo a scopo divinatorio, ma anche terapeutico sin dai tempi di Ippocrate, Galeno e Paracelso; al pensiero di quest'ultimo s'ispirò un'opera non minore: la *"Chiromantie Medicinal"* di Ludwig Heinrich Lutz, conosciuta nel XVI secolo.

Non si può non menzionare anche l'opera di Richard Sauders, apparsa a Londra nel 1671: *"Phisionomie,*

---

166   Giobbe 37-7: *Inno all'Onnipotente Sapienza.*

Chiromancie, Metoposcopia", pubblicata dopo quella dell'alchimista Girolamo Cardano resa nota a Parigi nel 1658: *"Metoposcopia"[167]*.

Proprio come la Chiromanzia insegna, l'uomo è visto sotto costante influsso astrale che non prescinde né pregiudica il suo comportamento, ma ne definisce le caratteristiche salienti. Conoscersi è il presupposto del buon agire[168].

Le opere in seguito apparse sull'argomento dimostrano una progressiva perdita dell'alone magico-soprannaturale per assumere quello più popolare, quale la nostra tradizione ci ha progressivamente consegnato sul significato della "lettura della mano".

Il *"Trattato di Chiromanzia Cinese"*, curato e pubblicato da George Soulié de Morant, riconducendoci alle fonti ordinarie, ci riporta al primitivo spirito divinatorio, che ha sempre scandito il ritmo della vita quotidiana dei cinesi.

L'autore, diplomatico francese in Cina nei primi decenni del XX secolo, s'immedesimò nella realtà di una nazione in fase di profonda trasformazione.

---

167   La Metoposcopia, scienza di stretta parentela con la Chiromanzia, è lo studio analitico delle linee della fronte per indagare il carattere della persona secondo gli influssi dei "pianeti" e degli "astri".
168   A questo proposito vedi anche i libri sulla Fisiognomica di Kaspar Lavater, e l'interessante opera di Léon Vannier: *Tipologia omeopatica e le sue applicazioni. Prototipi e metatipi. I temperamenti.* Entrambi descrivono le caratteristiche fisiche che richiamano, e riflettono, la costituzione psico-attitudinale dell'organismo.

Cogliendo le nozioni e le sfumature di una tradizione millenaria, portò a conoscenza dell'Occidente il vero sapere della civiltà cinese prima che le caratteristiche originarie fossero snaturate al contatto con la società moderna, e soprattutto prima del cambiamento del primitivo modo di essere del popolo a causa delle successive rivoluzioni che ne sconvolsero il Paese.

Si dedicò principalmente ai concetti base dell'Agopuntura, della Moxibustione e della Chiropratica, tecniche utilizzate a scopo diagnostico e terapeutico, divulgando per primo in Francia queste pratiche mediche attraverso la pubblicazione di un "*Trattato di Agopuntura Cinese*" e di vari articoli sull'argomento.

L'interesse per il mondo cinese lo spinse a studiarne la storia antica e moderna,[169], la musica, l'arte, il Diritto, la grammatica, la religione, la letteratura.

Tradusse testi dall'originale in francese, e scrisse racconti e romanzi aventi come sfondo la vita in Cina.

Purtroppo, molte opere sono ormai introvabili. Resta soprattutto a testimonianza il grande "*Trattato di Agopuntura Cinese*".

Fu un sinologo d'indiscussa fama internazionale.

La sua opera sulla Chiromanzia Cinese porta un

---

169   Pubblicò dei saggi sulla vita di Confucio, sull'operato dei Gesuiti in Cina, sull'Imperatrice Tseu-H'si al tempo della rivoluzione dei Boxer. Per la bibliografia completa delle opere e degli scritti di Soulié de Morant, vedi la seconda parte del mio libro: *Agopuntura e Omeopatia. Complementarietà o antitesi? Con la biografia di George Soulié de Morant*, Ed. Mnamon, Milano, 2016. Parte del testo è riportata in questo libro.

po' di quest'atmosfera affascinante e avvincente, ed è indirizzata a tutti i fervidi e ferventi analizzatori dell'essenza umana nell'ottica unitaria psicosomatica.

L'Occidente che, forte della tecnologia acquisita, si ritiene arbitrariamente unico depositario della conoscenza dell'uomo e del cosmo, ha bisogno di fare un tuffo nel passato per capire l'intimo rapporto con le forze della Natura.

Ritengo che il *"Trattato di Chiromanzia Cinese"* possa rispondere pienamente a questa esigenza permettendo di fare sereno contraltare tra la fantasia, l'arte, i miti e la stretta, rigorosa e schematica conoscenza delle forze che regolano il nostro organismo.

Non invano molti medici, mitigando le loro più radicate presunzioni, utilizzano tutte le conoscenze, compresa la Chiromanzia e l'Astrologia, per l'approfondimento della natura umana, e, in quest'affannosa ricerca, c'è tanto coraggio quanta onestà e umiltà per amore della verità.

Agopuntura Cinese versus Omeopatia

Molte sono le analogie (principi base, concetti e finalità) tra le due metodiche.

Le divergenze, invece, appaiono nel modo di ottenere i risultati terapeutici.

Mentre la Medicina Tradizionale Cinese utilizza una ricca farmacopea, gli aghi, il massaggio e la moxa per il riequilibrio energetico.(Chamfrault A.), gli omeopati il Rimedio unico diluito e dinamizzato (Hahnemann S. F.C.).

Vediamo in dettaglio:

Agopuntura Cinese.

Gli aghi, fatti di materia, agiscono sull'energia dell'organismo.

Partono dalla superficie e si dirigono in profondità in tre tempi (Cielo, Uomo, Terra).

Sollecitano le capacità difensive raccogliendo l'Energia dove è presente in modo stagnante, inutilizzata o bloccata (*xue* e *qi*), e la portano dov'è necessario. L'effetto può essere potenziato dalla rotazione manuale, dal calore (Moxa) o dall'elettricità (Elettroagopuntura).

Il fine ultimo è il movimento, la penetrazione dello YANG nello INN e viceversa, che permette lo smaltimento progressivo, da dentro in fuori (*Biao/Li*), delle

Energie Perverse seguendo il decorso di canali ben definiti (*King Mo Meridiani*), vie preferenziali del flusso dell'Energia (Vinaj A.).

Dice Khi Pa, medico di Corte dell'Imperatore Giallo Hoang Ti:

> *"Così, colui che maneggia con abilità gli aghi, sa condurre l'energia dalla zona INN verso la zona YANG; dalla zona YANG verso la zona INN; prendere il lato destro per curare il lato sinistro; prendere l'esterno per curare l'interno; prendere il mentale del malato per giudicare lo stato della malattia...*
>
> *... Agire in questo modo, significa cercare di determinare e la causa e la localizzazione della malattia, di distinguere l'energia perversa e l'energia del corpo, il vuoto e la pienezza ...*
>
> *Così con questi mezzi si eviteranno i pericoli[170]".*

Dice l'Imperatore Giallo Hoang Ti:

> *"Desidero conoscere il TAO dell'agopuntura".*

Khi Pa:

> *"L'agopuntura esige:*
>
> *- una concentrazione dello spirito;*
>
> *- una conoscenza dei gradi di vuoto e di pieno dei 5 organi;*

---

170   Hoang Ti Nei King So Wen, Libro II Cap. V par. 20.

- *un esame dei polsi dei Nove Luoghi.*

Soltanto dopo aver capito questi principi, si può praticare l'agopuntura.

Al momento della puntura bisogna fare attenzione:

- *all'apparizione dei polsi INN-organo,*

- *all'esaurimento dell'energia dei 5 organi,*

- *e allo squilibrio dell'esterno (forma) e dell'interno (energia)*

Per trattare correttamente una malattia bisogna:

- *non solo basarsi sul fisico (forma),*

- *ma anche conoscere bene lo stato circolatorio dei King Mo, del sangue e dell'energia.*

Il malato ha i suoi vuoti e le sue pienezze. Nel caso dei 5 vuoti, bisogna essere cauti nel trattamento.

Nel caso delle 5 pienezze, non bisogna prenderla per una malattia leggera e lasciarla senza cure.

In certe circostanze particolari nelle quali gli aghi debbono essere ritirati, bisogna agire presto in meno di un batter d'occhio.

I movimenti della mano debbono essere veloci, gli aghi debbono essere puliti e diritti. Lo spirito deve essere calmo per esaminare l'afflusso della energia.

Benché l'energia sia invisibile, il suo afflusso evoca un assembramento di corvi e la sua effervescenza

*evoca un bel campo di riso. Essa passa e ripassa
come un uccello che vola senza che si sappia il suo
punto di partenza e di arrivo.*

*Ecco perché bisogna aspettare l'arrivo dell'energia e
lasciare l'ago in sito come un arco che, al momento
del tiro, scocca una freccia[171]".*

È un trattamento ponderale, perché praticato con
materia (aghi), che tende a normalizzare il rapporto
tra INN e YANG nel senso opposto alla malattia
(riempie un vuoto, svuota un pieno, tonifica le zone
deboli, disperde quelle troppo cariche di energia)
partendo dal concetto-base teorico che gli influssi
reciproci dei cinque elementi tra loro devono essere
armonici e fluidi (*Contraria Contrariis Curentur*).

A tal proposito val la pena precisare che, per i Cinesi, la "tonificazione" e la "dispersione" comportano
solo delle variazioni qualitative dell'Energia, poiché
quest'ultima non viene "creata" ma si "trasforma"
in virtù del presupposto che l'Energia (che è una ed
indivisibile pur con vari aspetti funzionali), per definizione e per caratteristica intrinseca vive di *motu
proprio* in perenne dinamismo[172].

Tale trattamento può essere ripetuto anche a breve
distanza per ottenere risultati più duraturi. L'importante è conoscere le regole dell'arte della Agopuntura.

---

171   Hoang Ti Nei King So Wen, Libro VIII Cap. XXV par.
4.
172   La radice di Energia viene dal verbo greco *ergazomai*,
che vuol dire: fare, operare, lavorare, in definitiva rigenerare.

Khi Pa:

"*I metodi di puntura debbono corrispondere alle 4 stagioni. Ecco perché bisogna basarsi sulle epoche energetiche per determinare i luoghi da pungere[173]*".

Khi Pa:

"*Quando si pungono le regioni dell'addome e del torace, bisogna evitare di toccare i 5 organi... In ogni caso bisogna evitare di ledere gli organi. L'importante è conoscere le regole dell'arte agopunturale.*

Una puntura corretta esige la conoscenza della situazione anatomica del diaframma, della milza e dei reni. Una puntura scorretta significa ignorare l'anatomia topografica degli organi.

.... Se il malato non è guarito, bisogna ricominciare a fare la puntura.

Durante la puntura bisogna essere sereni, portarvi tutta l'attenzione e aspettare l'arrivo dell'energia.

... Questo è il TAO dell'agopuntura[174]".

Tuttavia bisogna valutare il grado di malattia, la sua localizzazione e l'evoluzione; inoltre, bisogna stare attenti allo stato generale dell'Energia.

---

173   Hoang Ti Nei King So Wen, Libro IV Cap. XVI par. 2.
174   Hoang Ti Nei King So Wen, Libro IV Cap. XVI par. 3.

Khi Pa:

"Ecco perché quando la malattia è stata appena dichiarata, la si può guarire con l'agopuntura. Quando la malattia è in piena evoluzione, bisogna aspettare il suo declino per usare gli aghi.

... Determinare bene la localizzazione della malattia significa prevedere l'evoluzione della stessa dalla zona sanguigna verso la zona energetica e viceversa; significa anche far indurre l'energia quando l'energia è in vuoto[175]".

Infatti, quando l'energia *Tinh* è troppo debole, Khi Pa consiglia di utilizzare i sapori cioè i medicamenti (lo INN) per tonificare lo YANG (Hoang Ti Nei King So Wen, Libro II Cap. V par. 22), poiché la puntura lede in qualche modo l'energia del corpo già impegnata nel conflitto contro la noxa morbigena.

Khi Pa:

" Quando la malattia è grave bisogna saper attendere.

Il trattamento con agopuntura sarà efficace soltanto quando la malattia sarà attenuata[176]".

In ogni caso rispettare il TAO è fonte di per sé di salute.

Hoang Ti racconta:

---

175   Hoang Ti Nei King So Wen, Libro II Cap. V par. 22.
176   Hoang Ti Nei King So Wen, Cap. XXXV.

" Nell'alta antichità, i perfetti potevano comandare le forze della natura, armonizzare lo INN e lo YANG, respirare l'energia pura, conservare solidamente il corpo e lo spirito; la loro carne non si alterava.

... Sono persone che vivevano conformemente al TAO; ecco perché potevano vivere fino all'eternità...[177].

L'agopuntura è energetica; può agire solo alla presenza delle Energie Vitali.

Khi Pa:

"La litopuntura, o puntura con aghi di pietra, non è che uno dei metodi terapeutici. Se il Tinh e il Than sono colpiti, la volontà si disperde.

Malgrado i migliori metodi di trattamento, questo Tinh e questo Than non possono riprendersi.

Così, in una malattia grave, il Tinh e il Than sono distrutti, lo Yong (energia nutritizia) e l'Oé (energia difensiva) sono difficilmente ricuperate.

Perché la malattia raggiunge uno stadio critico?

Perché l'uomo ignora le regole dell'eugenismo (TAO). Ha troppi desideri e passioni, troppe preoccupazioni e miserie. Il Tinh e l'energia vitale sono distrutti ed esauriti, l'energia difensiva Oé ha per-

---

177   Hoang Ti Nei King So Wen, Libro I Cap. I par. 5.

duto le sue funzioni.

Per questo motivo l'agopuntura ha bisogno del Tinh e del Than e dell'Energia Vitale (Yong e Oé) per produrre il suo effetto.

Senza queste energie, il trattamento è inefficace[178]".

Per una corretta terapia, ci si deve basare sulla legge dei Cinque Elementi.

Khi Pa:

"Ci si deve basare sulla legge di evoluzione dei cinque movimenti.

... Lo stesso avviene per tutti gli esseri. Ecco perché l'agopuntura è un metodo molto utile all'umanità.

Essa consiste nell'applicare le Cinque Grandi Regole essenziali, purtroppo sovente trascurate a causa della difficoltà di capirne il significato.

Occorre:

- curare il mentale;

- conservare bene il corpo;

- conoscere a fondo le proprietà farmaceutiche dei medicamenti tossici;

- saper diagnosticare le malattie dei cinque organi e dei sei visceri, dell'energia e del sangue;

---

178   Hoang Ti Nei King So Wen, Libro IV Cap. XIV par. 3.

- *saper fabbricare gli aghi di tutte le dimensio ni[179]"*.

Omeopatia.

Il farmaco omeopatico, detto Rimedio, fatto di energia potentizzata dai procedimenti di diluizione, dinamizzazione e succussione, agisce sulla materia dell'organismo (Ferrarelli F). Tale energia (molecolare? atomica?) viene introdotta all'interno dell'organismo una sola volta (Omeopatia Unicista).

Il contatto energetico tra la sostanza[180] e la mucosa del cavo orale del paziente è immediato. Il Rimedio, così, fa già parte dell'organismo, di cui è probabilmente un biocatalizzatore (diluizione infinitesimale, dose unica) e agirà stimolando la Forza Vitale assopita o repressa. Il risultato non si farà attendere.

La durata d'azione, se non contrastata da altri farmaci o interventi intempestivi (fenomeno detto *"soppressione"*) può essere anche molto lunga (mesi, anni).

Il trattamento è effettuato considerando il *Miasma Cronico* "dinamico" del paziente, cioè il tipo peculiare di reattività dell'organismo a una determinata noxa in quel preciso momento, che, a sua volta, è in funzione della propria costituzione.

---

179   Hoang Ti Nei King So Wen, Libro VII Cap. XXV par. 3.

180   Scelta in base al criterio dei simili (*Similia Similibus Curentur*), sperimentata sull'uomo sano, e dinamizzata dal procedimento della diluizione.

Esiste la *Psora Primaria*, Sofferenza Pura e originaria, caratterizzata dalla consapevolezza d'imperfezione, di aver perso la sicurezza primordiale per propria colpa; questa si manifesta con vaghi sintomi quali: "ansia, insicurezza, irritabilità, apparentemente immotivati". Risponde alla domanda: "*di che cosa soffre; come soffre?*".

Esiste la *Psora Secondaria*, suscitata dalle perturbazioni dell'habitat e caratterizzata da un abbozzo errato di difesa per errore di giudizio sulle vere cause morbigene; si manifesta con sintomi più specifici quali: "paura dei ladri, incapacità a imporsi nell'ambiente di lavoro, ansietà per rimorsi, irritabilità in auto, ecc..." Risponde alla domanda: "*come si giustifica?*".

Esistono poi i *Miasmi* detti *Sicosi* e *Sifilide*, che rappresentano le modalità reattive del soggetto alla *Psora*.

Questi *Miasmi* rispondono alla domanda: "*come si difende?*".

Come si manifestano la *Sicosi* e la *Sifilide*?

- L'eccessiva ipertrofia[181] della *Sicosi* è un meccanismo di difesa esagerato quanto inutile, creato solo per "mettere a tacere" la *Psora*.

- L'eccessiva distruzione[182] della *Sifilide* è un tentativo di difesa altrettanto vano, in quanto

---

181   Dell'Io, con delirio, paranoia; del corpo, con tumori o abnorme aumento di materia.
182   Dell'Io, con fuga e paura; del corpo, con ulcerazioni o eccessiva corrosione di materia.

non riesce a colmare, anzi mette in luce, le lacune della *Psora*.

Quest'impostazione metodologica ha dei risvolti pratici.

Infatti, individuare il "tema di fondo" (la *Psora Primaria*) del paziente è il presupposto per una corretta terapia omeopatica.

Ad esempio, l'affermazione: "*mi sento solo, abbandonato*" ("*forsaken feeling*", pag. 49 del Kent Repertory) è sintomo di *Psora Primaria*; invece, la giustificazione che il paziente dà del suo stato quale errata presa di coscienza è la *Psora Secondaria*. Perciò, così si esprimerà: "*sono rimasto solo perché ho trascurato i miei impegni; perché la gente non mi considera*" ("*delusions negleted*", pag. 30 Kent Rep.), mentre il meccanismo messo in moto come difesa è il *Miasma reattivo* (*Sicosi* o *Sifilide*) e rappresenta l'aspetto più evidente, la manifestazione più immediata e superficiale.

Nell'esempio in questione, la reazione sifilitica sarà espressa dal desiderio di annullamento con la morte ("*death desires*", pag. 17 Kent Rep.) mentre la reazione sicotica sarà espressa con delirio paranoico, con la convinzione di essere la persona più importante, la più brava di tutti, per cui abbisognerà di adulazione per ricaricarsi ("*flattery desires*", pag. 48 Kent Rep; *longing for good opinion of others*", pag. 63 Kent Rep.). Avremo così il quadro patogenetico, rispettivamente, dei rimedi AURUM (Σ = *Sifilide*) e PALLADIUM (S = *Sicosi*) nell'esempio considerato.

Occorre pertanto valutare inizialmente la "tematica di fondo" e successivamente l'evoluzione dinamica della patologia del soggetto; il fine ultimo terapeutico è l'equilibrio psorico.

La conoscenza della Materia Medica (attraverso l'uso del Repertorio) e della Dinamica Miasmatica (attraverso l'anamnesi Biopatografica) sono i pilastri della pratica clinica nella Medicina Omeopatica.

Non potremo mai annullare la *Psora Primaria* che è endogena, costituzionale e preesistente all'uomo (Peccato Originale?); possiamo solo "metterla a tacere" con la presa di coscienza[183] e creando dei meccanismi difensivi più idonei, proporzionati e adeguati alle circostanze (Elizalde A.M., Paschero T.P., Schmidt P.).

Infatti, solo l'Omeopatia può "controllare" la *Psora di fondo* dopo "averla messa a nudo"[184]; le altre metodiche[185] possono sono solo smorzare o modulare le difese sicotiche e sifilitiche.

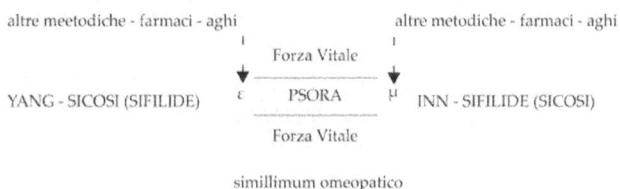

altre meetodiche - farmaci - aghi   altre metodiche - farmaci - aghi

Forza Vitale

YANG - SICOSI (SIFILIDE)   ε   PSORA   μ   INN - SIFILIDE (SICOSI)

Forza Vitale

simillimum omeopatico

183   Come si dice in gergo omeopatico di prevalente Scuola argentina.
184   Altra terminologia peculiare del linguaggio omeopatico unicista.
185   Medicina occidentale, Bioenergetica, Psicanalisi, Agopuntura cinese.

Pertanto, ecco le differenze di metodo, scopo ed effetti tra Agopuntura e Omeopatia:

OMEOPATIA	AGOPUNTURA
Similia Similibus Curentur	*Contraria Contrariis Curentur*
effetti di ε=energia su μ=materia	effetti di μ=materia su ε=energia
agisce dall›interno	agisce dall'esterno
usa una dose infinitesimale	la dose è ponderale
effetto potenza (diluizione CH)	effetto potenza (con aghi e moxa)
agisce sui tre *Miasmi*	agisce sul conflitto *INN/YANG*
trattamento con dose unica	trattamento ripetuto
azione profonda duratura	azione superficiale ma rapida
controlla la *Psora Primaria*	cura la *Sicosi* e la *Sifilide*
azione terapeutica e preventiva	azione preventiva e terapeutica
equilibrio energetico a lungo termine	equilibrio energetico a breve termine

Considerazioni Conclusive

La Medicina è sempre stata a un bivio: organicismo e materialismo da un lato, spiritualismo ed energetica dall'altro.

La vera via, come sempre sta nel mezzo.

Esistono due tipi di trattamento delle malattie che, pur partendo da presupposti storici, teologici, filosofici, sociologici, culturali e metodologici differenti, presentano notevoli punti di contatto tra loro distaccandosi da tutte le altre forme di Medicina vuoi organicista vuoi energetica.

Infatti. la Medicina Tradizionale Cinese e l'Omeopatia Hahnemanniana sono più vicine tra loro di quanto non si pensi; hanno il privilegio di considerare l'Uomo (microcosmo) non separato dall'ambiente (macrocosmo) sia naturale (cicli stagionali, eventi cosmici, virus e batteri) sia soprannaturale (DIO), e di vedere le malattie come un alterato rapporto tra questi due termini.

La giusta valutazione contemporanea del duplice aspetto materiale ed energetico dell'Uomo conferma il carattere di Medicina Totale, poiché viene rispettato l'equilibrio di queste due forze nell'integrità psiche/soma.

Si dissociano invece, a mio avviso, nell'aspetto pratico e nei risultati.

Possiamo affermare che l'Omeopatia è valida per tutte le età, per tutte le malattie sia strettamente organiche sia prettamente funzionali o psichiche, sia acute sia croniche, che la sua azione è a volte meno rapida ma sicuramente più duratura, che il suo fine ultimo è il ripristino del naturale rapporto tra Sé, ambiente e Dio. L'Omeopatia è regola di vita. La persona curata in modo omeopatico reagisce meglio agli eventi cosmici, ha più coscienza di sé e dei suoi limiti, ricupera un'equilibrata capacità di giudizio, assolve i suoi obblighi sociali, familiari e affettivi con raziocinio e correttezza. È l'equilibrio tra intelletto e volontà, come espresso nella filosofia tomistica.

L'Agopuntura Tradizionale Cinese, invece, richiede cautela in corso di malattie acute, in certe condizioni della vita (gravidanza, senilità), nei bambini, nei soggetti pavidi e defedati, nei quali è preferibile un trattamento con moxa o con il massaggio. Per ottenere risultati duraturi, le sedute devono essere ripetute spesso, anche a breve distanza di tempo. Il trattamento, per essere completo, deve essere associato a un regime di vita e alimentare adeguato, cosa non sempre realizzabile nella pratica quotidiana. Dopo numerose sedute, il paziente è sicuramente più resistente alle malattie, ha accelerato il processo di maturazione psicofisica aiutato dal medico-terapeuta ma, tuttavia, non riesce ancora a rendersi conto di tal evoluzione né si sente co-protagonista della guarigione, poiché il rapporto medico-paziente, con la mediazione dello strumento-ago, assume nella pratica corrente un aspetto spesso automatico o impersonale, a volte frettoloso e semplicistico. Quest'atteggiamento è tipico del moderno indirizzo Reflessoterapico dell'Agopuntura Tradizionale Cinese. Comunque, l'Agopuntura permette di ricuperare l'armonia del TAO: è Medicina preventiva, curativa ed eugenetica. Personalmente associo le due metodiche.

Utilizzo gli aghi per sollecitare la Forza Vitale a una più valida risposta al Rimedio omeopatico (*Simillimum*), per ottenere un più rapido equilibrio stabile, per evitare o controllare gli aggravamenti in corso di trattamento omeopatico, per curare le forme acute o i casi semplici che presentano patologie "superficiali" in cui è sufficiente un trattamento sintomatico al fine di ristabilire il primitivo stato di equilibrio, per mantenere un rapporto diretto a contatto con il paziente, per "schiarire il caso" e "risvegliare sintomi assopiti", utili per il proseguimento del trattamento omeopatico "di fondo", e per prendere tempo nella ricerca del *Simillimum* in attesa che si mettano bene in evidenza sintomi più chiari e definitivi, utili a una corretta prescrizione.

Utilizzo il Rimedio omeopatico quando sono certo di aver instaurato un ottimo rapporto medico-paziente, quando i sintomi sono certi e la patologia è profonda e cronica, e quando con gli aghi non ottengo più alcun risultato.

Pertanto, se è vero che le due metodiche mediche, di tipo energetico, tenderebbero a escludersi a vicenda (l'Energia è una sola), tuttavia, sulla base dei diversi modi di azione, possono essere utilmente associate per ottenere risultati più completi e duraturi.

Le due Medicine non sono antitetiche ma complementari, e gli effetti che si ottengono, associandole o alternandole al momento opportune, sono non solo di sommazione ma anche di potenza, in ogni caso di sinergismo.

Riassunto

La Medicina è cura del corpo e dello spirito.

Nella cultura occidentale questa dicotomia terapeutica è ben evidente; esistono specialisti per tutte le parti del corpo, e anche dello spirito, ma nessuno in grado di fare una sintesi.

Si dissociano da quest'atteggiamento due forme di Medicina, l'una antica di provenienza orientale, la Medicina Tradizionale Cinese, l'altra recente di provenienza occidentale, l'Omeopatia Hahnemanniana, che possono essere definite Medicina Totale od Olistica in quanto considerano l'uomo e le sue manifestazioni patologiche in uno stretto rapporto con l'ambiente circostante (cultura, società, alimentazione, clima, Dio) e nell'unitarietà di psiche-soma.

L'equazione di Einstein è interessante: $\varepsilon \longleftrightarrow \mu v2$

Mentre le altre Medicine (compresa la Psicoterapia) agiscono sull›uno o sull›altro termine dell›equazione (ε=energia, μ= materia), l'Agopuntura e l'Omeopatia agiscono sui due termini contemporaneamente.

Presentano notevoli affinità nell›approccio diagnostico; tuttavia, per la diversa applicazione terapeutica (aghi e Rimedio unico dinamizzato), ottengono, a mio parere, risultati differenti.

L›Agopuntura, infatti, agisce sull'Energia (e) e sulla Materia (**m**) contemporaneamente (interessa sia i Meridiani sia gli Organi), mentre l'Omeopatia, attraverso il Rimedio *Simillimum,* agisce soprattutto sul rapporto costante, e reciproco in entrambi i sensi (←→), tra Energia (**e**) e Materia (**m**) dell'organismo ricostruendone l'equilibrio, poiché può influire sulla "irritabilità psorica" che è alla base di tutte le malattie. Pertanto, il suo effetto sarà sia di tipo organico (sulle malattie fisiche) sia di tipo psicologico (nei disturbi del comportamento) essendo soprattutto mirato a favorire una corretta evoluzione della propria personalità, in assoluta armonia con il Creato.

In effetti, l'Omeopatia è la Medicina Olistica per eccellenza[186].

---

186   Testo estratto dal mio libro *Agopuntura e Omeopatia. Complementarietà o antitesi?* Edizioni Mnamon, Milano, 2016. Vedi anche l'articolo nel presente libro: *Osservazioni sulla teoria dei Miasmi delle Malattie Croniche.*

Bibliografia

ALLEN H.J. : *Los Miasmas cronicos; Psora y Pseudopso-ra Editorial Albatros* - Buenos Ayres - 1978

BAILEY A.A. : *Guarigione esoterica - Trattato dei Raggi* - Vol.IV Ed. Nuova Era - Vitinia di Roma - 1974

CALLIGARIS G. : *La fabbrica dei sentimenti sul corpo dell'uomo* - Ed. Pozzi-Roma - 1932

CANTONI T. : *Anche i cinesi morivano, però....* - Jaca Book - 1982

CHAMFRAULT A, HNG KAM SAM M. : *Traité de Médicine Chinoise* - Ed. Coquemard - Angoulème - 1957

CHATELET F. : *Storia della Filosofia* - Rizzoli BUR - 1976

CHOAIN J. : *La " Voie Rationelle" de la Médicine Chinoise* - Ed. S.L.E.L. - 1957

DE CHIRICO T. : *Osservazioni sulla teoria dei Miasmi delle Malattie Croniche* - Quaderni di Agopuntura Tradizionale - Ed. SO WEN - Anno V, N.1 - primavera 1983

DEMARQUE D. : *Sémiologie Homéopathique* - Librairie Le François - Paris - 1977

DEMARQUE.D. : *Techniques Homéopathiques* - Librairie Le François – Paris -1978

DUJANY R. : *Omeopatia* - Ed. RED - 1978

ELIZALDE A.M. : *Lineamenti concettuali di Dottrina, Filosofia e Tecnica Omeopatica* - Ed. OMIT – 1981

FAUBERT A. : *Initiation à l'Acupuncture Traditionnelle* - Pierre Belfond Ed. - 1974

FERRARELLI F. : *Energie in Omeopatia* - Ed.Bios - 1981

FRIGOLI D., MASARAKI G.L., MORELLI R. : *Verso la concezione di un sé Psicosomatico* - Libreria Cortina - 1980

GHATAK N. : *Chronic Disease - its cause and cure* - By P.N. Banerjee B.A. - Kalibari Road - Hazaribagh Behar – India - 1931

GRANET M. : *La pensée chinoise* – Ed. Albin Michel - 1968

GUENON R. : *La Grande Triade* - Adelphi – 1957

HAHNEMANN S.F.C. : Études de Médicine Homéopathique - chèz J.B. Baillière – Paris - 1855

HAHNEMANN S.F.C. : *Organon dell'Arte di Guarire* - EDIUM - Milano - 1977

HAHNEMANN S.F.C. : *Les Maladies Chroniques* - Ed.Maisonneuve - 1969

I KING : Ed. Astrolabio - 1950

JUNG C.G. : *Tipi Psicologici* - Ed. Boringhieri - 1977

KENT J.T. : *La Science et l'Art de l'Homéopathie* - Ed. Maisonneuve - 1969

KENT J.T. : *Repertory of the Homéopathic Materia Medica* - Jain Publ. co. New Delhi - 1978

KESPI J.M. : *Acupuncture* - Ed. Maisonneuve - 1983

MARGUTTI V. : *Acupunture, biodinanic energies, and homoeopathy* - Journal of the American Institute of Homoeopathy Vol.7

MARGUTTI V. : *Acupunture, biodinanic energies, and homoeopathy* - Journal of the American Institute of Homoeopathy Vol.75 n°1 - Marzo 1982

NGUYEN VAN NGHI: *Hoang Ti Nei King So Ouenn* - trad. U. Lanza - 2 voll. 1974/78

ORTEGA P.S. : *Apunte sobre los Miasmos* - Homéopatia Do Mexico A.C. - 1977

PARACELSO: *Paragrano* - Ed. Laterza - 1973

PASCHERO T.P. : *Prima Asemblea General de Homeopatia Do Mexico sobre los Miasmas* - 1964

PASCHERO T.P. : *Homeopatia* – Ed. Cemon - 1973

PUINI C.: *il Taoismo* - Ed. Atanòr - 1983

ROBERTS H.A. : *Omeopatia - I Principi e l'Arte del Guarire* - Ed. Mediterranee - 1980

ROVIGHI S.V. : *Introduzione a Tommaso D'Aquino* - Ed. Laterza - 1981

SCHATZ J. : *Les Energies du Corps* - Ed. SO WEN - 1981

SCHMIDT P. : *Groupement Hahnemannien de Lyon Compte réndu des Réunions* - 1966/77

SWEDENBORG E. : *Le Terre nel Cielo Stellato* - Ed. Fratelli Bocca - 1944

TRESPIOLI G. : *Biosofia* - U.Hoepli Ed. - 1926

VINAJ A. : Agopuntura Cinese - Ed. Wassermann – 1957

VIHOULKAS G. : *L' Omeopatia* - Borla Ed. - 1983

Yoga versus Omeopatia

Ashtanga Yoga
I Sutra di Patanjali e l'Omeopatia

Lo Yoga è una via pratica di vita che abbraccia la persona nella sua globalità (corpo, psiche, spirito) e ne coinvolge l'esistenza in un processo trasformativo che si svolge in otto grandi tappe o fasi, dette anche *Gradini dello Yoga.*

Lo Yoga non è una religione ma è impregnato di religiosità; si mette al servizio dell'esperienza religiosa favorendo un processo di interiorizzazione, armonizzando le energie dell'intera persona, e consentendo in tal modo una rapida evoluzione spirituale verso il Dio della propria tradizione.

Molti, infatti, sono i punti di contatto tra il pensiero yogico e la pratica cristiana[187]:

innanzi tutto *la lettura* approfondita delle Sacre Scritture, in secondo luogo il ringraziamento, la glorificazione e l'abbandono a Lui attraverso *la preghiera*, infine, con la pratica della meditazione, si arriva *alla contemplazione divina* che consiste nel rientro nella profondità del Sé Personale, nella consapevolezza del Sé Cosmico e nel mistero della trascendenza del

---

187   Vedi il libro di Raimon Panikkar: *L'esperienza di Dio,* Ed. Queriniana, Brescia, 2002.

Sé Divino.

Quest'ultimo passaggio rappresenta l'esaltazione massima della nostra evoluzione spirituale e solo pochi sono i predestinati a compierlo: sono i nostri Santi e i Mistici indù.

Il confronto, nella espressione e nella sostanza, tra i due mondi religiosi (Cristianesimo e Veda) può meglio spiegare il parallelismo che vedremo tra il modo di curare della cultura occidentale (Omeopatia) e la descrizione dei difetti del comportamento secondo il pensiero orientale (Yoga): entrambi, infatti, hanno una visione olistica dell'Uomo, considerato come un tutt'uno di materia, psiche e spirito.

Il sentiero yogico, come detto, è composto di otto aspetti o passaggi detti Gradini, il cui complesso prende il nome di *Ashtanga Yoga*, o *Yoga delle 8 Membra*[188] .

Codificato da Patanjali[189], viene riportato nei suoi 195 *aforismi* o *Sutra* nei quali egli descrive in sintesi la filosofia dello Yoga[190].

---

188   Vedi gli schemi..
189   Mitico autore indiano vissuto nel II secolo a.C.
190   Vedi il libro di Patanjali, *Yogasutra*, Ed. BUR Rizzoli, Milano, 2014.

UNIONE TRA SE' INDIVIDUALE E SE' UNIVERSALE

REGOLE DI COMPORTAMENTO
VERSO IL MONDO ESTERNO

LIVELLO INCONSCIO
MEDITAZIONE

STADI PRELIMINARI

REGOLE E ATTITUDINI
PSICOLOGICHE INDIVIDUALI

STADI PSICOSPIRITUALI

(diagramma circolare con segmenti: SAMADHI, YAMA, DHYANA, NYAMA, DHARANA, ASANA, PRATYAHARA, PRANAYAMA)

LIVELLO PSICOFISICO
RICONDIZIONAMENTO DELLE
FUNZIONI MOTORIE E VISCERALI

LIVELLO CONSCIO
CONCENTRAZIONE

STADI PSICOSOMATICI

LIVELLO SENSORIALE
RITIRO DELLE FUNZIONI DEI SENSI
DALL'OGGETTO

LIVELLO EMOZIONALE
CONTROLLO
E PAUSA DEL RESPIRO

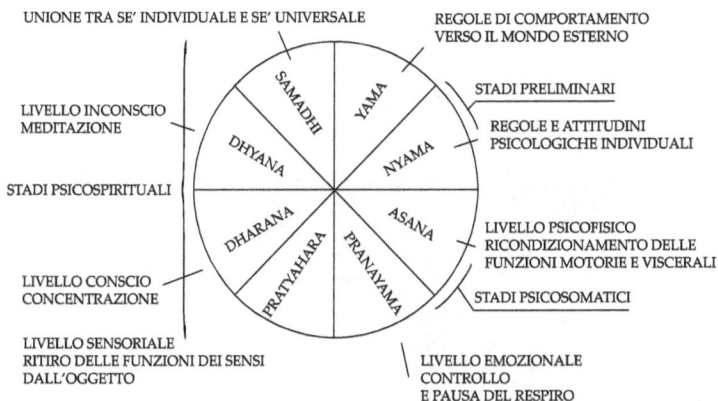

Il primo passaggio, che riguarda le relazioni con il mondo esterno, l'ambiente, e il prossimo, si chiama *Yama;* in questo sono descritti i principi di una buona convivenza con tutte le altre realtà, dagli esseri viventi, alle cose e situazioni al di fuori di noi.

Ci soffermeremo inizialmente su quest'aspetto per due motivi: innanzi tutto perché rappresenta il primo ostacolo alla evoluzione del Sé, che è il più difficile da affrontare, superato il quale il cammino può procedere in modo più spedito. In secondo luogo perché è l'unico momento in cui si parla di rapporti tra noi e realtà esterne (i passaggi successivi prevedono un'interiorizzazione delle regole), ed è solo a questo punto che è possibile un intervento, un supporto farmacologico dolce, efficace e profondo, che segua cioè le Leggi della Natura e non sia invasivo per la fisiologia umana, qual è quello omeopatico.

237

Le regole sociali di comportamento si esprimono attraverso l'esercizio delle *virtù* e delle corrispettive *astensioni* (*Yama* è il primo stadio delle regole di comportamento verso il mondo esterno).

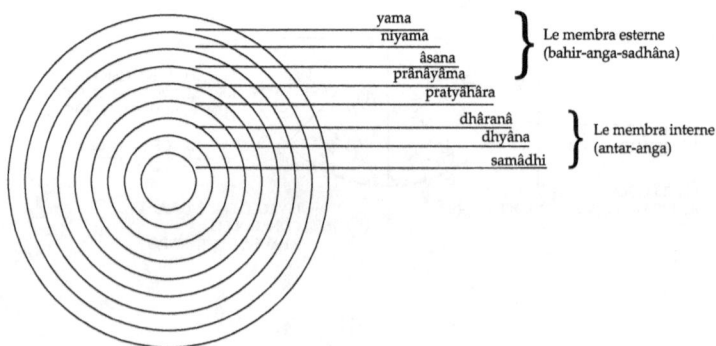

yama
niyama
âsana
prânâyâma
pratyâhâra

} Le membra esterne
(bahir-anga-sadhâna)

dhâranâ
dhyâna
samâdhi

} Le membra interne
(antar-anga)

L'ashtânga-yoga
è come una ruota
con otto raggi
di cui lo yoga
è il cardine centrale

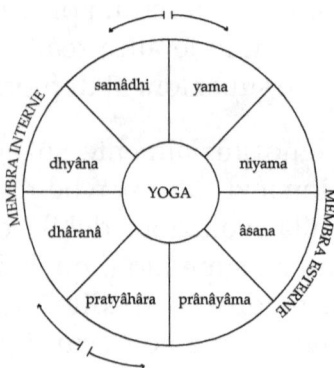

MEMBRA INTERNE

samâdhi   yama

dhyâna   YOGA   niyama

dhâranâ   âsana

pratyâhâra   prânâyâma

MEMBRA ESTERNE

Le *astensioni o astinenze* abbracciano cinque aspetti:

- ahìmsa	astensione dalla violenza
- sàtya	astensione dalla falsità
- astèya	astensione dal furto
- brahamacàrya	astensione dagli eccessi istintuali
- aparigràha	astensione dalla avidità

Le *osservanze o virtù* riguardano invece l'esercizio delle qualità positive contrarie che, se sviluppate con metodo e convinzione, possono condurci, nel modo migliore, allo stesso obiettivo.

Dobbiamo pertanto seguire il consiglio del dott. Edward Bach che affermava che il miglior modo per combattere uno stato d'animo negativo è proprio quello di sviluppare le virtù opposte.

Così, ancora una volta i due mondi (occidentale e orientale) si'ncontrano perché hanno in comune la stessa matrice di saggezza; è come se tutti i Maestri, dopo aver attinto a una Fonte Comune, con un linguaggio proprio del loro tempo e della loro terra, si fossero messi d'accordo per dirci la stessa Verità ed insegnarci la stessa Via di guarigione spirituale.

Vediamoli in dettaglio, descritti nei loro aspetti positivi (da conseguire) e negativi (da evitare):

1 - *ahìmsa (astensione dalla violenza)*

Espressioni positive *(osservanze)*:

- -non violenza
- -astensione dal male
- -non uccidere né ferire
- -non nuocere
- -non dare sofferenza
- -rispettare gli altri
- -benevolenza
- -attenzione
- -amore
- -mitezza
- -umiltà

La violenza si può manifestare in modo:

fisico
- -picchiare
- -ferire
- -uccidere

verbale
- -insultare
- -bestemmiare
- -mal consigliare

mentale
-rimuginare
-avere sensi di colpa
-provare rimorsi

Espressioni negative (astensioni):

-bestemmia
-collera, ira, rabbia
-percosse
-tendenza a contraddire
-tendenza alla diffamazione
-atteggiamento distruttivo
-egoismo
-ferire, mutilare, mordere
-impertinenza, impudenza
-insolenza, insulti
-invidia
-scagliare maledizioni
-odio
-rimorsi e sensi di colpa
-rimuginazione
-atteggiamento sgarbato
-atteggiamento sprezzante
-disprezzo
-sputi
-violenza
-voglia di uccidere
-tedio della vita, suicidio

2- sàtya (astensione dalla falsità)

Espressioni positive (osservanze):

-veridicità
-sincerità
-autenticità
-non ingannare sé o gli altri
-amare la verità

Espressioni negative (astensioni):

-adulazione
-servilismo
-bugie, menzogne
-ciarlataneria
-disonestà
-falsità
-inganno
-inaffidabilità
-ipocrisia
-pettegolezzo
-rivelare segreti
-calunnia
-diffamazione

3- astèya (astensione dal furto)

Espressioni positive (osservanze):

-onestà verso sé stesso e gli altri
-rinuncia al desiderio di appropriarsi di cose o
ruoli che non ci appartengono con conseguente

ridimensionamento e accettazione dei propri limiti, con generosità e condivisione
Espressioni negative (astensioni):

-avidità
-tendenza al furto
-corruzione
-tendenza a chiedere prestiti
-usura

4- brahmacàrya (astensione dagli eccessi istintuali)

Espressioni positive (osservanze):

-controllo e moderazione delle proprie necessità, bisogni, e pulsioni (cibo, sonno, sessualità, lavoro, soldi)
-controllo degli istinti
-uso appropriato della propria energia fisica e mentale.

Espressioni negative (astensioni):

-anoressia/bulimia
-iperattività fisica e mentale
-impudicizia/riservatezza
-lascivia/indifferenza al sesso
-libertinismo/frigidità
-lussuria/astinenza
-tendenza a sperperare

5- aparigràha (astensione dalla avidità)

Espressioni positive (osservanze):

-non possessività
-non accumulo di cose, beni, denaro, proprietà, prendendo in considerazione solo il necessario
-non desiderare il superfluo, accontentandosi di quanto si ha per i propri bisogni personali.
(E' l'arte della semplicità, del non prendere ma del donare, lasciando andare ciò che è illusorio, transitorio, inutile perché appesantisce la nostra evoluzione spirituale).

Espressioni negative (astensioni):

-ambizione smodata
-avarizia
-tendenza a essere dittatoriale
-autoritarismo
-protagonismo
-mancanza di generosità
-amore per il potere
-vanità

OSTACOLI ALLA REALIZZAZIONE DEL SE'

Patàñjali, nei paragrafi degli Yoga Sutra, afferma che, per intraprendere gli otto passaggi, bisogna innanzi tutto rimuovere gli ostacoli alla realizzazione del Sé.

Gli ostacoli sono:

-malattie fisiche
-apatia
-pigrizia mentale
-indulgenza al dubbio
-indisciplina
-mancanza di perseveranza
-indolenza
-mancanza di umiltà

Questi i sintomi con cui si manifestano:

-sconforto
-disperazione
-irrequietezza
-respiro irregolare
-confusione mentale

Espressioni negative (astensioni):

-ansia somatizzata
-torpore mentale
-lentezza mentale
-mutismo
-perdita di ambizione
-ipocondria
-indifferenza, apatia
-temperamento flemmatico
-noia
-dubbio
-mancanza di fiducia in sé
-indecisione, esitazione

-mancanza di iniziativa
-debolezza di volontà
-non perseveranza
-non intraprendenza
-confusione mentale
-caos
-mania di contraddizione
-indolenza
-incostanza, volubilità

RIMEDI PIU' IMPORTANTI:
IGNATIA AMARA
LYCOPODIUM (anche per sàtya e brahamacàrya)

YAMA: REGOLE DI COMPORTAMENTO VERSO
IL MONDO ESTERNO.
Astensione dai "vizi" e dai loro atteggiamenti
principali.
Inquadramento e definizione dei termini.

AHIMSA
(astensione dalla violenza)

BESTEMMIARE
Consiste nel degradare il Divino, scagliarsi contro
qualcosa o qualcuno immateriale, invisibile, incolpe-
vole, accompagnato da collera.
Dio è oggetto di amore; il grado massimo della violenza è scagliarsi contro Dio.
E' sintomo di grande distruttività.

246

COLLERA
E' l'ira manifesta ed espressa.
Si può arrivare a colpire oggetti, persone, a gridare diventando rosso in viso con eccitazione e agitazione.
Non ci sono freni inibitori; è una marea montante che supera i limiti dell'autocontrollo (rabbia in macchina, in ufficio, in famiglia, specie se contraddetto).

COLPIRE
E' l'effetto di aggressività non contenuta né filtrata.
A volte la reazione è sproporzionata alle intenzioni.

CONTRADDIRE - NON SOPPORTARE LA CONTRADDIZIONE

Consiste nel non accettare pareri opposti o divergenti.
C'è orgoglio ed ipervalutazione di sé.
Si tratta di persone autoritarie e ipersensibili, con tendenza alla rabbia.
Si manifesta con collera, tendenza a contraddire, a fare il contrario di ciò che viene detto, proposto o consigliato.
Non c'è apertura all'interlocutore; c'è tendenza alla disobbedienza e alla prevaricazione altrui.
Non c'è umiltà né tolleranza.

DIFFAMARE
E' la disposizione a disonorare, degradare, calunniare, pensare e dire infamie, cattiverie, e cose indegne verso gli altri.

E' il frutto di cattiva disposizione verso il prossimo inventando false notizie per danneggiare. C'è rancore, odio, gelosia, invidia, vendetta.

DISTRUTTIVITA'
E' la tendenza a distruggere, rompere, disintegrare, disorganizzare (anche con la parola, vedi la calunnia), deformare cose, persone, oggetti, situazioni.

EGOISMO
Significa anteporsi a tutto, volere tutto per sé, considerarsi gerarchicamente più importante di tutti, tralasciando bisogni e necessità altrui.
Non si sa condividere, compartecipare, compatire, dialogare.

FERIRE-MORDERE
Consiste nell'incertezza a controllare le pulsioni che provocano a sé o ad altri lesioni fisiche o morali.
E' un raptus di collera.

IMPERTINENZA-IMPUDENZA
In questo non c'è tempismo né diplomazia, si disturba l'ordine altrui, l'armonia.
C'è egocentrismo, arroganza, mancanza di opportunità.

INSOLENZA-INSULTO
Si esprime offendendo la personalità altrui.
E' la mancanza di rispetto per maleducazione, faccia tosta, mancanza di riservatezza, e impertinenza.

Spesso s'insulta approfittando della debolezza e della riservatezza altrui, senza limiti o filtri mentali.
C'è abuso della bontà e della comprensione degli altri.
A volte è presente anche la vigliaccheria.

INVIDIA
Parte dall'egocentrismo, dal desiderio di
avere per sé quanto di buono hanno gli altri.
Consiste nel dispiacere di vedere ciò che ha
l'altro, mentre io ne sono escluso.
C'è ostilità, rancore, odio, avidità.
Si è sempre proiettati verso ciò che gli altri
hanno e che io non ho.
E' uno dei vizi capitali.

MALEDIRE
Consiste nell'invocare il male per il prossimo.
E' colui che scaglia anatemi o minaccia terribili condanne. Implica odio, collera violenta verso chi ha arrecato danno.

MUTILARE
E' l'alienazione distruttiva verso sé o gli altri.
Si manifesta come un raptus di collera.

ODIO
E' l'avversione estrema verso qualcuno, con
desiderio di distruggerlo, di danneggiarlo, con forte
antipatia che fa desiderare il male e la distruzione
dell'oggetto.
E' sempre in intimo rapporto con le pulsioni dell'IO
egocentrico.

Non c'è pietà, perdono, fratellanza, concordia, ma solo la volontà di distruzione.

RABBIA

E' una forma d'ira con obnubilamento che fa dell'individuo un elemento violentemente distruttivo fino a ferire e uccidere.

RIMORSI-SENSI DI COLPA

E' l'attitudine a dolersi e sentir pena per aver fatto, detto o accettato qualunque cosa che viene erroneamente giudicata cattiva o sbagliata.
C'è un disagio interiore per avere trasgredito istanze di ordine morale che fanno apparire al soggetto la propria condotta deplorevole. C'è introspezione, riflessione sul proprio operato con autosvalutazione e depressione, oppure esaltazione eccessiva della eventuale colpa commessa.
C'è pentimento per ciò che si è fatto o detto, con chiusura in sé stessi; il tutto viene elaborato in silenzio.
Spesso le motivazioni non sono reali ma frutto di errate convinzioni.

RIMUGINAZIONE

Va di pari passo con il rimorso: tristezza e depressione inchiodano al passato.
C'è vivo ricordo e memoria di cose tristi (offese, dispiaceri, torti, rancori, insulti, colpe, e lutti commessi o vissuti).
E' un meccanismo di autocastigo in soggetti masochisti.
Non è solo ricordo del passato, è proprio indugiare

in modo negativo sull'argomento.

ATTEGGIAMENTO SGARBATO
E' attitudine a comportamenti carenti di
educazione, urbanità, dolcezza, delicatezza,
o di buon senso.
Si tratta di persone spigolose, rudi, grossolane, che
irrompono in mezzo a un
gruppo imponendo il loro modo di essere,
senza adattarsi alla situazione.

ATTEGGIAMENTO SPREZZANTE
E' tipico di chi non considera o disdegna le
qualità degli altri.
Davanti al suo apprezzamento scompare il valore
delle cose o delle persone:
E' un dispregiatore che, per superiorità presunta, al-
tezzosità, cattiveria, e per proprio tornaconto, scre-
dita le persone che l'hanno amato, curato, accudito,
e considerato apostrofandole con male parole.
A volte si manifesta con lo sputo, che è sintomo di
disprezzo, presunzione, e disinibizione.

SUICIDIO
E' la tendenza evidente a togliersi la vita perché non
c'è più amore verso sé stessi (vendetta o espiazione?).
Il suicida recita in vita il doppio ruolo di colpevole e
vittima innocente.

OMICIDIO
E' la distruttività accecante contro la vita,
contro il naturale amore verso gli esseri
viventi, per odio alla vita stessa.

VIOLENZA
E' l'aggressività contro la natura umana fisica (intenzionalità distruttiva) o morale
(con controllo, condizionamento e imposizione di proprie credenze e valori).
A volte è la reazione a presunte ingiustizie subite, oppure per realizzare la propria personalità.

RIMEDI PIU' IMPORTANTI:
BELLADONNA
HYOSCIAMUS (anche per brahamachària)
STRAMONIUM (anche per brahamachària)

SATYA
(astensione dalla falsità)

ADULAZIONE
Consiste nella facile esaltazione delle qualità anche solo apparenti delle persone.
Gli adulatori sono i maestri della comunicazione nel nostro tempo, sono i furbetti del quartierino, gli affaristi, gli imbonitori che fanno elogi, sfruttano la credibilità popolare, sprecano parole con secondi fini.
C'è ipocrisia ed interesse personale, servilismo e codardia, apparente verità di giudizio ma in realtà falsità ed a volte invidia.

BUGIA-SPERGIURO
E' la tendenza a dire cose false o dubbie, vuoi per fantasia, vuoi per interesse, per ingannare sé stessi e vivere in un mondo di sogno, vuoi per occultamento della verità, per cercare occasioni vantaggiose, od

evitare situazioni difficili.

A volte c'è esagerazione, millanteria, mitomania, falsi ricordi, a volte si crede nelle proprie bugie, con netta demarcazione tra realtà e fantasia.

Spesso si tende a giurare il falso per tornaconto.

CIARLATANERIA

E' la tipica la figura di colui che nelle piazze attira con le chiacchiere la gente, spacciando rimedi vantati come miracolosi ed universali.

Non c'è serietà né senso della realtà in ciò che afferma, dimostra o vende.

Inoltre è ciarlatano chi millanta capacità o qualità professionali o personali, terapeutiche od organizzative, che non possiede.

E' anche l'imbonitore "mentalista" che usa il metodo della suggestione per ingannare le persone.

DISONESTA'

E' la mancanza di probità e giustizia negli atti e nelle intenzioni.

C'è sempre volontà di un danno altrui, economico e morale, perché si cerca di trarre vantaggio da azioni o propositi ingannevoli.

E' pure disonesto colui che promette e non mantiene.

FALSITA'-INGANNO

Quando non si descrive il reale aspetto delle cose.

Si antepone il proprio EGO affinché tutto concorra al proprio beneficio e capriccio.

C'è sempre premeditazione alla base delle bugie.

Il fine può essere una richiesta di appoggio, di protezione, per acquisire scopi e benefici personali, per fare del male agli altri.

INAFFIDABILITA'
E' tipica di colui che non dà certezza ai propri ragionamenti ed intenzioni, ai propri propositi, alle proprie azioni.
E' il tipo che promette ma non mantiene, non si rende reperibile, non realizza quanto affermato in precedenza.
L'imbroglio non è necessariamente il suo fine; in realtà cerca di essere ciò che per natura non è.
Siamo alla presenza di un ciarlatano.

IPOCRISIA
E' la simulazione di ciò che non si è per fini secondari vantaggiosi, con cattiveria e premeditazione.
E' l'abitudine a fingere un carattere, una qualità, una condizione differente dal vero.
L'ipocrisia è un falso modo di vita, è una sorta di schizofrenia in cui il soggetto indossa una maschera e s'identifica con questa.
Spesso è un atteggiamento cosciente, studiato a tavolino.
C'è sempre il desiderio di conseguire un vantaggio personale al fine di essere accettati.
Non c'è spontaneità, naturalezza ed individualità.
Si assume un comportamento stereotipato per esigenze di gruppo, di moda, perché il palcoscenico della vita lo impone.

MENZOGNA
Quando non si dice né si manifesta la verità di

sentimenti, affetti, opinioni; non c'è schiettezza né sincerità.
E' la persona che, con malizia, capisce la situazione e, per trarne beneficio, adatta i suoi giudizi o i comportamenti all'interlocutore di turno.
Si tratta spesso di adulatori, corrotti e disonesti.
E' gente che predica bene ma razzola male.

PETTEGOLEZZO
E' la propensione a dedicare il proprio tempo a comunicare i fatti e le chiacchiere altrui.
Pettegolo è il benefattore dei curiosi perché li accontenta tutti e sempre, dicendo ciò che sa, o crede di sapere, ed anche di più.
E' il ficcanaso che racconta quanto conosce, o ha sentito, elaborandolo a modo suo, narrando con grande loquacità e dovizia di particolari quello che succede o che si dice degli altri.
C'è spesso invidia, falsità, curiosità, interesse personale.

RIVELARE I SEGRETI
E' una forma di pettegolezzo.
Spesso per interesse personale, voglia di diffamazione, o superficialità, si rivelano cose riservate o personali di cui si è venuti a conoscenza, senza inibizione o riservatezza. A volte c'è maldicenza, invidia, cattiveria.

CALUNNIA-DIFFAMAZIONE
E' l'atteggiamento volto a disonorare, a degradare, a parlare male, a pensare delitti, infamie o atti indegni riguardanti il prossimo.

C'è tendenza a inventare fatti della vita altrui con il chiaro intento di danneggiare.
C'è un fondo di cattiveria, rancore, a volte un vero e proprio odio con desiderio di vedere l'altro in rovina.
Spesso l'argomento è di tipo amoroso o sessuale, con decisa volontà di nuocere alle
persone interessate.

RIMEDI PIU' IMPORTANTI:
MERCURIUS SOLUBILIS (anche per ostacolo al sé, aparigràha e ahìmsa)
VERATRUM ALBUM (anche per ahìmsa e brahamacària)

ASTEYA
(astensione dal furto)

AVIDITA'
E' il desiderio di acquisire, conseguire o ritenere per sé tutto ciò che si desidera, che si conquista, che si ottiene e che si considera di valore, senza spenderlo.
Si accumulano così ricchezze, beni, denaro, oggetti, si collezionano cose, a volte persone, con dispregio della dignità e dei bisogni altrui.
C'è smania di possesso con ansia ed incertezza verso il futuro.
C'è vanità ed egoismo con tendenza ad appropriarsi di quanto desideriamo fortemente, con l'inganno, il raggiro e con tutti i mezzi illeciti, furto compreso.
E' uno dei vizi capitali.

RUBARE
E' la mania di impossessarsi di cose altrui,
la tendenza al furto, spesso a carattere
ossessivo (cleptomania).
Rubare dà un senso di potenza, di sfida, di alterigia,
di sicurezza, di gratificazione.

CORRUZIONE
E' la tendenza a realizzare atti disonesti o
delittuosi per interesse personale.
Si chiedono favori o denaro in cambio di azioni poco
pulite, che possono danneggiare gli altri.
C'è ambizione, sete di potere e di possesso, avidità,

CHIEDERE PRESTITI
Avviene per smania, o desiderio, di conseguire, una
volta superati i freni inibitori, non le necessità della
vita quotidiana ma il superfluo, cose, cioè, che comunque mai potremmo permetterci o guadagnare
con il nostro lavoro.
Spesso questa situazione è fonte di litigi con amici, o
in famiglia.
Il discorso riguarda anche la tendenza a comprare
tante cose, anche inutili, per prestigio sociale, pagan-
do tutto a rate, cosa che ci dà l'illusione di un benessere economico

USURA
Usuraio, o strozzino, è colui che pretende, sfrut-
tando il bisogno altrui, di avere guadagni smodati
o sproporzionati imprestando il denaro ad un tasso
d'interesse molto elevato.
C'è tendenza all'accumulo di beni, cose e denaro, c'è

avidità, avarizia, ambizione con desiderio di sentirsi troppo importanti.

E' un reato, e una perversione morale con note di perfidia e malvagità

RIMEDI PIU' IMPORTANTI:
ARSENICUM ALBUM (anche per ostacolo al Sé, aparigràha e brahamacàrya)
CALCAREA CARBONICA (anche per sàtya e aparigràhaå)

BRAHAMACARYA
(astensione dagli eccessi istintuali)

ANORESSIA/BULIMIA
E' la negazione o l'esaltazione del piacere del cibo.
E' un disturbo dell'immagine corporea che va dalla ipertrofia (obesità) alla emaciazione, (anoressia) e all'inedia, fino all'annullamento fisico e mentale.

IPER/IPOATTIVITA' FISICA E MENTALE
Si manifesta con energia attiva e produttiva, eccessiva e non abituale, ordinata e ossessiva, esagerata ed esasperata.
E' il cultore, senza misura né controllo, del proprio fisico e della mente, incurante delle esigenze fisiologiche di ricupero dell'organismo.
Oppure, esattamente al contrario, si esprime con indifferenza ai bisogni del corpo e dello spirito.

IMPUDICIZIA/RISERVATEZZA

E' l'eccessiva, e manifesta, mancanza di riserbo e di pudore sia fisico (con il corpo) che mentale (con il carattere).

Ci si esibisce con parole, gesti, atteggiamenti, racconti, barzellette, canti, indumenti, a proposito di tutto quanto riguarda il sesso, senza freni inibitori, culturali, religiosi o morali.

Al contrario, ci si blocca, con pensiero, parole o fatti, su quest'argomento.

In ogni caso si vuole suscitare interesse e sorpresa sul tema del sesso per avere attenzione e considerazione. E' un atteggiamento di sfida, a volte di moda (per successo, notorietà, autorità o altro).

LASCIVIA/INDIFFERENZA AL SESSO

E' la tendenza all'atteggiamento erotico vuoi passivo e contemplativo vuoi attivo, oppure, al contrario, è l'indifferenza a focalizzare l'attenzione verso le parti intime o gli aspetti erotici della vita.

I desideri erotici possono essere esasperati, oppure inibiti.

L'eccitazione, a volte vissuta solo nel mondo della fantasia, a volte attiva, cioè vissuta nella realtà, può essere di facile insorgenza oppure bloccata e inibita.

In ogni caso, la sessualità è più un fatto mentale, fantastico, contemplativo, estatico, illusorio, vissuto in modo virtuale, e non essere solo limitata a un comportamento reale.

LIBERTINISMO/FRIGIDITA'

E' il disprezzo del comune senso morale, il "rilassamento", il "lasciarsi andare" nei confronti della moralità riferita al sesso, oppure è l'indifferenza totale al piacere sessuale e a tutto quanto lo riguarda.

C'è disattenzione delle norme di condotta etica e sociale, c'è sregolatezza e dissolutezza, abuso della libertà.

Viene esaltato, o inibito, e comunque messo in discussione, il puro piacere, a tavola, nel gioco, negli affari, così come nel sesso, per indifferenza o per amore della trasgressione, senza alcun imbarazzo o inibizione.

Il perverso gioco degli opposti, in questo caso agito con intenzionalità, fa sì che il soggetto o provi troppo, oppure non vuole provare affatto, il giusto piacere del vissuto della energia sessuale.

LUSSURIA/ASTINENZA
E' la disposizione a vedere tutto attraverso l'atto sessuale.

E' il grado massimo dell'erotismo dominante, cieco, incontrollato che tocca i due eccessi, dall'incontinenza alla eccessiva continenza.

Tutto è visto in funzione del sesso: piacere oppure peccato, gioia oppure dolore, e comunque ogni atteggiamento è causa di tutti i mali.

In entrambi i casi siamo alla presenza di una perversione con tutti i vizi che ne derivano.

Il Super Io, o non pone più freni inibitori, oppure controlla in modo ossessivo tutte le pulsioni erotiche.

SPERPERARE/ACCUMULARE
E' l'atteggiamento dello spendaccione, dello scialacquatore di beni e fortune, oppure dello

spilorcio.

Si è, o troppo disattenti nello spendere e nel disporre di ciò che con difficoltà si ha conseguito, o anche
di ciò che non è costato alcun sforzo (beni ereditati),
oppure si è troppo meschini e gretti per goderne.
E' sintomo di superficialità, disattenzione, disaffe-
zione, disinvoltura, per cui non si considera il pieno
valore delle cose e del denaro.

Sono le persone che hanno le mani bucate, che si
vantano, fanfaroni e incoscienti, di disporre di grandi mezzi; in realtà queste persone sono vittime di un
consumismo senza limiti, sfrenato.

Si rasenta il rischio di esporre sé stessi e la famiglia a
grosse difficoltà nel futuro.

Al contrario, chi tende ad accumulare troppo, perde
il piacere di usufruire degli oggetti e dei benefici che
la vita gli ha concesso.

RIMEDI PIU'IMPORTANTI:

NATRUM MURIATICUM
PLATINA (anche per ahìmsa)
PHOSPHORUS

APARIGRAHA
(astensione dalla avidità)

AMBIZIONE SMODATA
E' l'esagerato desiderio di ottenere più del
necessario.
E' la ricerca del successo, di affermazioni, onori, e ricchezze in modo sproporzionato, costante e

frenetico.

Tutto il tempo è dedicato a quest'obiettivo, e ogni meta raggiunta, non basta, i traguardi sono sempre più alti, più grandiosi, più impossibili per i nostri bisogni, i nostri mezzi o le nostre necessità.

Più si ha e più si vorrebbe, c'è una cronica scontentezza del presente.

A volte s'impiega ogni mezzo, spesso illecito, per ottenere ciò che si vuole, calpestando i diritti altrui e scendendo ad ogni forma di compromesso.

Il fine ultimo è raggiungere quella cosa, persona o situazione che appaga il desiderio che ci tormenta.

AVARIZIA

Consiste nel conseguire, ritenere e accumulare tutto ciò che si vuole, anche senza averne bisogno.

E' avaro chi non condivide con gli altri il piacere di vivere le situazioni, o il possesso di oggetti.

Questa smania di dominio a volte sconfina con la sete di potere o del successo che con ogni mezzo si deve ottenere.

C'è vanità ed egoismo.

E' un vizio capitale.

AUTORITARISMO-PROTAGONISMO

E' l'atteggiamento dittatoriale, di chi ordina, come un dittatore, e impone il proprio credo. Non è l'autorevolezza o la spontanea attitudine al comando, ma la volontà di dominare a tutti, i costi pur sapendosi debole, insicuro, vigliacco.

E' la sete di potere, di dominio della volontà altrui.

E' anche la prevaricazione d'idee e opinioni degli altri con imposizione a tutti i costi del nostro punto di vista.

MANCANZA DI GENEROSITA'
Consiste nel non andare incontro alle necessità degli altri.
Vale come manifestazione di egoismo, di avidità, e avarizia.

VANITA'
E' l'immagine eccessiva, esagerata, di sé e dei propri valori, con volontà solo di apparire.
C'è vanità a narrare cose fittizie, false, avventure sentimentali, successi lavorativi o sportivi, a volte reali, a volte esagerati, a volte del tutto inventati, per ottenere credito e avere un ruolo migliore di quello che si ha.

AVIDITA'
E' il desiderio di acquisire, conseguire o ritenere per sé tutto ciò che si desidera, che si conquista, che si ottiene e che si considera di valore, senza spenderlo.
Si accumulano così ricchezze, beni, denaro, oggetti; si collezionano cose, a volte persone, con dispregio della dignità e dei bisogni altrui.
C'è smania di possesso con ansia e incertezza per il futuro.
C'è vanità, egoismo e tendenza ad appropriarsi di quanto non ci spetta. Desideriamo fortemente, utilizzando l'inganno, il raggiro, e tutti i mezzi illeciti, possibili e impossibili, fino ad arrivare al furto, per ottenere quanto va a nostro vantaggio.

E' uno dei vizi capitali.

RIMEDI PIU' IMPORTANTI:

NUX VOMICA (anche per ahìmsa e brahamacàrya)
SULPHUR (anche per l'ostacolo al sé)

METODO: analisi omeopatica repertoriale dei sintomi descritti.

Una premessa è indispensabile per spiegare il metodo utilizzato in quest'analisi.

Mentre l'insieme delle espressioni negative (astensioni) è stato definito con termini generici da Patàñjali nei Sutra, per un'analisi più particolareggiata degli stessi ho estratto dal vocabolario le definizioni più attinenti alle sue parole per spiegarne meglio il significato.

Raccogliendo tutte queste espressioni, e interpretandole come sintomi patologici di un ipotetico paziente, ho cercato di utilizzarle come "linguaggio omeopatico" per la ricerca di un rimedio utile alla loro cura.

Infatti, in Omeopatia l'analisi del paziente, detta "anamnesi omeopatica", si svolge con la raccolta diretta dei sintomi nel corso della visita al fine di estrapolare quelli più caratteristici, cioè quelli che identificano nel modo più chiaro il soggetto; questi saranno sottoposti a un procedimento che si svolge in due fasi: gerarchizzazione e repertorizzazione dei sintomi.

Nella gerarchizzazione, i sintomi più personali e più caratterizzanti sono analizzati e suddivisi secondo un ordine d'importanza: prima vengono quelli mentali (appartenenti alla sfera psichico-comportamentale), poi quelli generali (appartenenti alla reattività del soggetto nei confronti dell'ambiente esterno, quali clima, stagioni, cibi, bevande e via dicendo), e infine quelli detti locali (sono le manifestazioni patologiche principali, come la cefalea, i disturbi mestruali, quelli digestivi, ecc...).

Una volta definiti i sintomi minimi di valore massimo, quelli, cioè, che sono specifici per il nostro paziente, questi vengono subito repertorizzati, cioè cercati sul Repertorio; la metodica si avvale di particolari testi, i Repertori della Materia Medica, di cui il più importante è quello del medico omeopata statunitense il dottor James Tyler Kent[191] in cui a un determinato sintomo corrispondono parecchi Rimedi della Materia Medica Omeopatica in grado di guarirlo[192].

Per una maggior precisazione, si rimanda a testi specializzati[193].

Oggi il procedimento della repertorizzazione dei sintomi viene effettuato con software particolari adattati al PC.

I Rimedi in grado di curare il nostro paziente saranno quelli che, per frequenza e importanza, appariranno

---

191   Woodhull (USA), 31 marzo1849; Stevensville (USA), 5 giugno 1916.
192   Vedi gli altri articoli del presente libro.
193   Tommaso De Chirico: Omeopatia. Guida medica ai Rimedi omeopatici per la cura delle malattie, E. Mnamon, Milano, 2014.

in cima alla lista della nostra repertorizzazione, fatta in modo vuoi manuale, come si faceva un tempo, vuoi informatico, com'è consuetudine oggi.

Analogo procedimento è stato effettuato anche sugli altri sintomi relativi ai difetti di Yama, i cui Rimedi omeopatici più importanti sono riportati alla fine di ciascuna delle cinque rubriche.

Così, in quest'analisi teorica su un paziente ideale, avendo raggruppato tutti i sintomi attinenti, ad esempio, agli ostacoli per la Realizzazione del Sé, compariranno come primi i Rimedi: LYCOPODIUM, NUX VOMICA e IGNATIA, farmaci in grado di aiutare un ipotetico soggetto a ricuperare l'equilibrio con superamento del blocco verso la Realizzazione del Sé.

Ebbene, in conclusione, questi tre Rimedi possono, teoricamente, aiutarci a controllare tutte le manifestazioni negative che sono di ostacolo alla Realizzazione del Sé: "lentezza e torpore della mente, esitazione, dubbiosità, debolezza di volontà", ecc… come descritti nel testo.

Analogamente, sarà per le altre astensioni o astinenze del primo gradino Yama.

Pertanto, alla fine di ogni capitolo comparirà l'esempio riassuntivo della repertorizzazione elaborata in modo informatico per il nostro ipotetico paziente.

Per i gradini successivil, ci si affiderà ad altre tecniche: posizioni di Yoga, Pranayama o esercizi respiratori, Meditazione, ecc.

Queste note, naturalmente, hanno solo carattere

speculativo e informativo, giacché, per la cura del paziente reale, bisognerà fare innanzi tutto una corretta e completa anamnesi omeopatica; infatti, il suo rimedio definitivo potrebbe essere anche diverso da quelli evidenziati prima.

Tuttavia, il presente lavoro serve solo per evidenziare le analogie tra due metodiche in apparenza diverse, poiché appartenenti a culture diametralmente opposte: il pensiero vedico dell'India antica, e quello magistralmente espresso nel XVIII secolo dal dottor S. C. F. Hahnemann, e per permettere di intervenire in modo differente (occidentale, con i rimedi omeopatici) sulle anomalie di comportamento indicate sin dall'antichità dai Maestri del Mondo orientale come aspetti negativi per l'equilibrio interiore e per la convivenza civile.

Infatti, i due mondi (occidentale e orientale) presentano una matrice comune: il rispetto dell'integrità e dell'individualità dell'essere umano in tutti i suoi aspetti, e hanno un identico scopo: favorire una buona evoluzione sociale, fisica, psichica e spirituale degli organismi viventi.

In fondo, è come se tutti i Maestri, dopo aver attinto alla stessa Fonte, con un linguaggio proprio del loro tempo e della loro terra, si fossero messi d'accordo per affermare la stessa Verità e insegnare all'Umanità la stessa Via di guarigione spirituale.

Edward Bach e i suoi Fiori

Analisi e considerazioni della dottoressa Simonetta Marzioli

Negli anni tra il 1926 e il 1934, un illustre medico omeopata inglese, il dottor Edward Bach[194] prese a interessarsi (primo nel suo genere) allo studio delle proprietà terapeutiche delle piante silvestri della regione del Galles, e, tra curiosità e intuizione, ricavò dai loro fiori 38 rimedi naturali che lui ritenne utili per alcuni disturbi emotivi.

"Studio" è un termine che sicuramente non sarebbe condiviso dalla Comunità Scientifica Internazionale, perché il dottor Bach scoprì i suoi rimedi lasciandosi guidare dalle vibrazioni che i fiori gli trasmettevano, nella convinzione che, come Lui stesso scrisse:

> " *non c'è bisogno di nessuna scienza, nessuna conoscenza al di fuori dei semplici rimedi da me descritti; quelli che trarranno il più grande profitto da questo dono di Dio sono coloro che lo preserveranno in tutta la sua purezza, libero da scienza e da teoria, perché tutto nella Natura è semplice* ".

---

194   Moseley, UK, 24 settembre 1886 - Brightwell-cum-Sotwell, UK, 27 novembre 1936.

Ma, cosa aveva condotto il Medico, che era stato anche un brillante ricercatore universitario, a questo particolare e intimo colloquio con la Natura?

Edward Bach nacque nel 1886 da famiglia benestante di origine gallese; fin da piccolo era dotato di grande intuizione, amore per la Natura e per l'armonia del Creato. Sensibile alle sofferenze degli uomini e degli animali, decise di fare il medico. Prima però lavorò per tre anni nella fonderia di proprietà del padre dove, a contatto con gli aspetti peggiori delle malattie, capì come la Medicina curi solo i sintomi senza alleviare le vere sofferenze del paziente.

Durante la pratica medica, l'attenta osservazione dei suoi pazienti gli suggerì che i sentimenti e le emozioni sono più importanti dei sintomi del corpo nel trattamento delle malattie, e che uno stesso trattamento può a volte essere efficace oppure inefficace, a seconda della personalità del paziente.

S'interessò anche d'immunologia per cercare nuove possibilità terapeutiche; infatti, con l'incarico di batteriologo presso l'Università di Londra, preparò alcuni vaccini contro i germi intestinali presenti nei portatori di malattie croniche. I favorevoli risultati ottenuti, frutto del suo intuito professionale, gli portarono fama e successo.

Nel 1917 gli fu diagnosticata una malattia incurabile a causa della quale avrebbe avuto addirittura pochi mesi di vita. Desideroso di portare comunque a termine il suo lavoro, si buttò notte e giorno nelle sue ricerche per scoprire, infine, che la sua malattia, inspiegabilmente, stava regredendo. Quest'esperienza gli confermò definitivamente che gli stati emozionali sono fondamentali per la cura delle malattie.

A questo punto cruciale della sua vita - era allora batteriologo nell'Ospedale Omeopatico di Londra - leggendo le opere di S. F. C. Hahnemann[195], fondatore dell'Omeopatia, scoprì che anche costui aveva trovato una relazione tra la "tossiemia intestinale" e le malattie croniche. Hahnemann aveva affermato, inoltre, che per la prescrizione bisognava affidarsi prevalentemente ai sintomi mentali del paziente e non tanto ai suoi sintomi fisici. Fu una rivelazione!

Preparò così, seguendo il metodo omeopatico della diluizione, dinamizzazione e sperimentazione sull'uomo sano, i suoi "Vaccini Intestinali", sette in tutto (Bacillus Morgan, Bacillus Dysenteriae, Bacillus Gaertner, Proteus, Bacillus Mutabile, Bacillus Faecalis e Bacillus N.7), e cominciò a descrivere lo stato mentale associato a ognuno di essi. I Vaccini - detti "Nosodi di Bach" - sono quelli per cui è conosciuto nell'ambito dell'Omeopatia, e vengono prescritti tuttora con successo.
Lo studio fu presentato nel 1927 al Congresso Internazionale di Omeopatia a Londra in collaborazione con i dottori Paterson, Ross e Gordon, e il loro utilizzo nella pratica fu descritto nel British Homeopatic Journal (1929).
Tuttavia, insoddisfatto delle sostanze che usava, cominciò a studiare anche le piante, sperando di rica-

---

195   Meissen, 10 aprile 1755 - Parigi, 2 luglio 1843.

vare dei rimedi da sostituire ai suoi "Nosodi".

Nel 1929 prese una decisione drastica.

Era al culmine della carriera e del successo quando abbandonò tutto per trasferirsi nel Galles, dove trascorse il resto della vita studiando le piante e i fiori nella speranza di trovare i "suoi rimedi".

Scartò le piante medicinali e quelle che si usano per l'alimentazione; scartò le piante appariscenti perché testimoniare la bellezza del Creato esauriva già il loro compito; si dedicò, così, allo studio delle piante più umili e misconosciute. Non cercava, ormai, i rimedi per le malattie del corpo, bensì per quelle che lui chiamava "malattie dell'anima", le uniche che ha senso curare se intendiamo raggiungere una vera guarigione.

Bach era convinto che le emozioni negative possono indurre in noi una dissonanza, il cui risultato finale può essere anche una malattia fisica.

Non è sufficiente, quindi, risolvere il sintomo fisico; bisogna risalire all'emozione negativa che l'ha generato.

Anzi - come affermava - la malattia è il mezzo di cui la nostra Anima si serve per ricondurci all'Amore, per metterci in contatto con il nostro IO SUPERIORE.

La malattia fa parte della nostra Essenza Umana, poiché siamo organismi imperfetti che tendono a ricongiungersi all'armonia del Creato.

L'IO SUPERIORE è quella parte della nostra coscienza che contiene la scintilla del Divino in grado di indicarci la via della evoluzione interiore.

Non si tratta quindi di un giudizio morale, ma della consapevolezza che la sofferenza nasce dalla visione angusta in cui la nostra limitata esperienza ci ricaccia.

Bach nei suoi scritti usa un linguaggio molto mistico, che potrebbe apparire moralistico a un osservatore superficiale; in realtà possiamo riconoscere dei concetti molto moderni.
Il vero nemico da combattere è l'impossibilità a seguire la voce che giunge dal centro del nostro essere, comunque vogliamo chiamarlo, o chiunque crediamo che ne sia l'ispiratore.
Lo psicanalista C. G. Jung avrebbe parlato della voce del SE', cioè della totalità del nostro essere che ha l'esigenza di esprimersi.
Ogni essere umano viene rispettato nella sua individualità perché è il solo che possa conoscere qual è il suo posto nel mondo e il cammino che vuole prefiggersi, senza adeguarsi a dei modelli esterni, ma seguendo unicamente la propria voce interiore.
Veramente attuale è poi l'affermazione che non bisogna sprecare energie a combattere i nostri difetti, ma che è più proficuo cercare di sviluppare le virtù contrarie. Come non accostare questo concetto al pensiero creativo?
Desiderare di essere sé stessi, dunque, è il primo passo per desiderare di guarire.
Parliamo naturalmente di vera guarigione e non soltanto dell'intenzione di sbarazzarsi di un dolore fisico.
Il vero principio guaritore è dentro di noi: "*guarisci te stesso*", diceva Bach. Naturalmente, per portare

armonia nella nostra coscienza abbiamo tanti mezzi a disposizione: l'Arte, la Cultura, la Preghiera, il
desiderio di Conoscere e Conoscersi e di sfruttare in
questo senso l'esperienza quotidiana.

Bach ipotizzò che, se è vero che le più umili parti
della Creazione riproducono l'armonia generale, il
Microcosmo deve raffigurare il Macrocosmo; pertanto, anche nelle piante poteva essere presente quella
vibrazione, quell'informazione in grado di armonizzare una particolare emozione negativa, non diversamente da come la pianta medicinale è in grado di
porre riparo a una malattia fisica.

Credo che noi tutti abbiamo sperimentato come la
presa di coscienza di un problema non comporti necessariamente la sua risoluzione. Anzi, a volte si ha
la penosa sensazione che i nostri sforzi non facciano
altro che rafforzarlo.
Pensiamo agli infruttuosi tentativi del timido di vincere la timidezza, o del depresso di vincere la depressione.

Come uscire da questo paradosso?
Potrei citarvi il dottor Paul Watzlawick[196] del Mental
Research di Palo Alto (California - U.S.A.) il quale
afferma che il passaggio da un dato livello logico a
quello immediatamente superiore comporta uno
spostamento, un salto di qualità, una rottura, una
trasformazione, in breve un cambiamento che ci dà
la possibilità di uscire fuori da un sistema.

---

196   Villaco, Austria, 25 luglio 1921 – Palo Alto, California,
31 marzo 2007.

Tale tipo di cambiamento non è determinato dalla buona volontà, che spesso anzi spinge a muoverci senza successo circolarmente all'interno di un problema, ma da elementi improvvisi, inaspettati, che costituiscono vere illuminazioni, le quali consentono di uscire finalmente dal sistema chiuso azione/reazione.

Nel nostro caso, è l'essenza floreale che fornisce l'input che determina il cambiamento. Bach chiama questo input " vibrazione" che, diversa per ogni fiore, rappresenta il principio in grado di armonizzare quella particolare dissonanza.

Per alcune piante Bach si lasciò guidare dalle loro proprietà visibili (tipico è il caso di IMPATIENS che scaraventa lontano, esplodendo, i suoi semi, ed è quindi adatto a chi reagisce in modo eccessivo al contatto con il mondo circostante), ma, per altre, egli sfruttò la sua qualità di sensitivo toccando, o addirittura assaporando, i fiori che studiava, percependone in tal modo le vibrazioni.

E' questa naturalmente la cosa più difficile da accettare per le nostre menti illuministe ma, dopo aver sperimentato l'efficacia dei fiori, bisognerà concludere - per dirla con Sherlock Holmes - che:

"[...] *una volta scartato l'impossibile, quello che resta, per quanto improbabile, sarà la verità* ".

Molto scientifico, invece, fu il metodo con cui il dottor Bach studiò le condizioni migliori per utilizzare i fiori, analizzando sistematicamente le differenze per le situazioni di esposizione, ad esempio alla luce o all'ombra.

Osservando le gocce di rugiada sui fiori, ipotizzò che queste partecipassero alle proprietà delle piante, e da qui trasse l'ispirazione per il suo metodo di preparazione: raccogliere i fiori nel momento migliore della loro fioritura, porli a contatto sul luogo stesso di raccolta con acqua di fonte e lasciarli esposti al sole per alcune ore, in modo che l'acqua acquisti le proprietà vibrazionali del fiore.

Bach insiste sulla semplicità del metodo, ma sarebbe un errore scambiarla per banalità; si tratta, in realtà, di una semplicità molto raffinata che nasce dalla convinzione che Dio ha profuso generosamente, dentro di noi e nella Natura, strumenti di guarigione accessibili a tutti; basta volerli trovare.

Bach identificò 38 essenze floreali che raggruppò in 7 serie; a ciascuna di esse diede un titolo che indicava la sfera di azione:

- **rimedi per coloro che hanno paura,**
- **rimedi per coloro che soffrono di incertezza,**
- **rimedi per chi non ha interesse per il presente,**
- **rimedi per la solitudine,**
- **rimedi per l'ipersensibilità alle influenze e alle idee,**
- **rimedi per lo scoraggiamento o la disperazione,**
- **rimedi per la preoccupazione eccessiva per il benessere degli altri.**

All'interno di questi raggruppamenti fece una descrizione molto sintetica di ciascun fiore.

La sua idea era d'incoraggiare e favorire l'auto-pre-scrizione, almeno per quanto riguarda gli stati emo-zionali transitori e facilmente riconoscibili.
Seguendo le descrizioni sintetiche di Bach, si cerca spesso di tratteggiare un rimedio usando delle paro-le chiave che suggeriscono lo stato d'animo negativo per cui sono indicati.

Non bisogna dimenticare che Bach affermava che il modo migliore per combattere uno stato d'animo negativo è proprio quello di sviluppare le virtù con-trarie.
In effetti, si può dire che ogni rimedio ha due fac-ce: nello stato di squilibrio, chi ha bisogno di questo rimedio presenta delle caratteristiche negative che possono risolversi in potenzialità positive in uno sta-to di equilibrio.
Ecco perché si aggiungono delle affermazioni positi-ve su cui riflettere, ed esercitare la propria immagi-nazione creativa.

Questo è vero anche in uno stato d'animo angoscioso come la paura, in cui abbiamo la sensazione che sia messa in discussione la nostra stessa sopravvivenza.

Prendiamo, per esempio, i fiori che sono inclusi nel 1° raggruppamento: **rimedi per coloro che hanno paura.**

Questi sono i Fiori del primo raggruppamento, utili negli stati di paura:

ROCK ROSE
Eliantemo
Parola chiave: terrore - panico

Tutti possiamo aver provato uno stato d'animo che necessita l'assunzione di ROCK ROSE di fronte a una situazione d'emergenza.
È la paura che blocca e disorienta mentre il corpo può partecipare con una paralisi della muscolatura che impedisce di muoversi e di gridare, paralisi della muscolatura liscia con blocco intestinale che ROCK ROSE può prontamente risolvere.
Ma se guardiamo le cose da un'altra angolazione, osserviamo che la persona con le caratteristiche di ROCK ROSE ha grande capacità di percepire il rischio ed il pericolo proprio e degli altri; quindi, in uno stato d'animo positivo, può agire con grande coraggio e, traendo energia dalla stessa situazione di emergenza, può così aiutare sé stesso e gli altri, con slancio trascinante, ad uscire dal pericolo.

MIMULUS
Mimolo giallo
parola chiave: paure di origine conosciuta

Le persone per cui è indicato MIMULUS hanno una grande sensibilità agli stimoli esterni e tendono a sottrarsi al mondo per proteggersi.
Quando sono costrette a immergersi nella realtà, sviluppano paure o vere e proprie, fobie per le cose concrete con cui vengono a contatto: malattie, ogget-

ti, animali, la folla. Appaiono timide, a volte balbettano, parlano troppo o troppo poco, secondo il carattere estroverso o introverso. *L'aspetto positivo* di queste persone è che capiscono l'importanza di vivere in armonia con il mondo circostante, coltivando l'amore per il bello.
Sono spesso persone dotate di grande sensibilità artistica; hanno a volte bisogno di rimanere sole con sé stesse per assaporare il piacere delle proprie sensazioni. Quando sono in equilibrio, sono calme, tranquille, rassicuranti e rispettose, nella loro sensibilità, dello spazio altrui.

CHERRY PLUM
Mirabolano rusticano
Parola chiave: paura di perdere il controllo

Spesso lo stato patologico che abbisogna di CHERRY PLUM è acuto; la persona ha la sensazione d'impazzire, sente che può fare qualcosa d'irreparabile e violento verso di sé o nei confronti degli altri.
E' interessante notare che si può anche essere alla presenza di uno stato cronico; avendo paura di fare qualcosa di sbagliato, queste persone esercitano un autocontrollo così rigido da farle apparire impeccabili e molto ligi alle regole, sempre in cerca di norme cui fare riferimento.
E' un rimedio che può essere utile ai bambini in età scolare quando l'ingresso nella società li porta a reprimere impulsi e desideri.
Nella pratica clinica s'incontra spesso uno stato di CHERRY PLUM; quando, ad esempio, qualcosa di

nuovo cerca di emergere dall'inconscio, il cambiamento non viene recepito come positivo e curativo ma come destabilizzante e distruttivo. Il soggetto si accorge che quanto più viene esercitato un controllo, tanto più la pressione interna si fa minacciosa. *La condizione* CHERRY PLUM *positiva* è quella in cui la persona avverte, con fiducia, che quanto emerge dall'inconscio, può essere motivo di arricchimento e di maggiore consapevolezza. Il controllo, da rigidità, si trasforma così in un'autentica capacità di gestire il cambiamento.

ASPEN
Pioppo Tremolo
parola chiave: paura di origine sconosciuta

Le persone che hanno bisogno di ASPEN sono tormentate da vaghe sensazioni, dalla paura che stia per accadere qualcosa. Si sentono minacciate da pericoli che non riescono a definire bene, si lasciano invadere dall'atmosfera negativa di luoghi e persone, e dai fantasmi dell'inconscio collettivo; non sono, tuttavia, consce di questa loro "permeabilità", e di conseguenza non sanno né difendersi né esprimersi. A volte, l'unico modo di comunicare questa paura è la somatizzazione: sudori, tremori, nodo alla gola e allo stomaco.

L'albero da cui è tratto questo rimedio, il Pioppo Tremolo, ben simbolizza questo stato: il paziente avverte un tremolio interiore che non sa definire e che lo spinge, a volte, a un'attività incessante e frenetica ma improduttiva, dispersiva, non chiaramente finalizzata.

Al contrario, *lo stato positivo* di questo fiore è tipico di quelle persone che si buttano nella vita e nelle nuove esperienze con grande entusiasmo, perché confidano nella protezione dell'Amore Universale e sfruttano la loro capacità di sintonizzarsi con gli altri per capire e aiutare meglio il prossimo.

RED CHESTNUT
Ippocastano rosso
parola chiave: eccessiva ansia e paura per gli altri

Le persone che hanno bisogno di questo fiore sono quelle che, come si suole dire, hanno " un grande cuore" e si preoccupano sempre per gli altri, tanto che questo loro sentimento raggiunge l'oggetto delle loro preoccupazioni in modo assai tangibile, come un vero e proprio legame.

Nella vita quotidiana, tutti abbiamo sperimentato questa condizione quando siamo stati molto in ansia per una persona cara che era malata o di cui non avevamo notizie, sapendo che era in difficoltà. Chi vive cronicamente in questo modo intreccia con gli altri un legame che sottrae libertà ed energia.

Bach scoprì questo fiore dopo essere stato malato in seguito a un incidente; egli avvertì la preoccupazione dei suoi collaboratori come un vero e proprio ostacolo alla guarigione.

Lo stato RED CHESTNUT *positivo* è quello in cui si vivono i rapporti con gli altri con una grande carica umana, ma anche con un sereno distacco. Si può lasciare che gli altri vivano la propria vita e anche al tempo stesso aiutarli semplicemente mandando pensieri positivi che suggeriscano immagini di benessere e di felicità.

Da quanto detto finora, qualcuno potrebbe essere tentato di credere che Bach avesse delle tendenze più filosofiche che pratiche, a volte oscurantiste se non addirittura mistiche; niente di più inesatto. Egli era in realtà un medico all'avanguardia - per i suoi tempi - poiché si occupò di nuove branche della Medicina, come l'immunologia.

Nei suoi scritti raccomanda di occuparsi comunque del sintomo fisico cheminaccia la salute del corpo utilizzando i mezzi migliori che la Medicina moderna mette a disposizione; tuttavia, condanna senza riserva di termini la tendenza della Scienza Medica a concentrarsi esclusivamente sulla manifestazione materiale del corpo fisico, ignorando la vera natura della malattia.

Il dottor Bach afferma che questa è il risultato di un conflitto tra Anima (Spirito) e Mente (Psiche); concentrare l'attenzione sul corpo - egli afferma - è un procedimento non solo inutile, perché si curano unicamente le manifestazioni superficiali, ma anche pericoloso perché si distoglie l'individuo dal compito di ricercare le vere cause dei suoi malanni, pena una possibile ricomparsa degli stessi sintomi in forma più grave o addirittura una evoluzione più severa della malattia in questione, con risentimento di tutto lo stato generale dell'organismo.

Bach si accostò all'Omeopatia proprio perché considerava Hahnemann un'eccezione nell'ambito dei metodi materialisti della Medicina occidentale.

Il suo vero punto di riferimento era comunque la Medicina orientale, in particolare quella dei Maestri che operavano nell'antica India, " la nostra Madre India", come soleva chiamarla. L'Induismo parla di concrete connessioni tra la dimensione non materiale, spirituale dunque, e quella puramente fisica, tangibile, del nostro corpo. Questa connessione si verifica principalmente in sette Centri di energia, detti CHAKRA, che creano, assimilano e trasmettono l'Energia Vitale.

La parola CHAKRA è un termine sanscrito che significa " *ruota* ".

I CHAKRA sono descritti come vortici ruotanti posti all'interno del Corpo Sottile, che è l'insieme dei vari strati energetici degli organismi viventi. Essi rappresentano dunque il punto d'incontro contemporaneo di molte espressioni, o dimensioni, dell'Energia Vitale.

Sul piano organico, corrispondono a determinate aree del corpo, e si localizzano intorno ai principali gangli nervosi. La loro stimolazione dà origine a precise sensazioni fisiche, e il loro cattivo funzionamento influenza l'integrità degli organi posti sotto la loro giurisdizione.

Ma i CHAKRA sono anche schemi di coscienza attraverso i quali noi veniamo a contatto con il mondo circostante, e in qualche modo creiamo la realtà che ci riguarda attraverso le nostre attività, le nostre emozioni, la nostra evoluzione spirituale.

CHAKRA	Localizzazione	Tematica	Parti del corpo associate
I	Dorsale	*sopravvivenza*	surrenali-gambe-ossa-intestino crasso
II	Addome inferiore	*desiderio*	ventre-reni-organi riproduttivi
III	Plesso solare	*volontà*	surrene-pancreas-muscoli-app. digerente
IV	Cuore	*amore*	timo-cuore-sistema cardiocircolatorio
V	Gola	*comunicazione*	ipotalamo-tiroide-gola-orecchie-arti
VI	Fronte	*intuizione immaginazione*	vista-occhi-ipofisi
VII	Sommità della testa	*comprensione*	corteccia cerebrale-pineale

Si può dire che il vortice di energie dei CHAKRA si comporta proprio come quello di un liquido: quando questo incontra - nella sua sfera di azione - un oggetto, lo attira verso il centro, lo assorbe, lo rielabora trasformandolo e lo rimette in circolazione. Se qualcosa non funziona in questo processo, rimaniamo fissi a un certo schema di coscienza, non possiamo comunicare con il livello di coscienza superiore, e anche la parte del corpo che riguarda quel CHAKRA ne soffrirà.

Per rendere chiaro il concetto, possiamo dire che chi ha problemi con il suo 3° CHAKRA, e quindi con l'armoniosa gestione del potere personale nel mondo, avrà disturbi nel sistema digestivo, a esso collegato.
Quando siamo presi nel turbinio dell'energia di un CHAKRA, spesso manifestiamo una ferma opposizione con tutte le nostre forze, ma, come succede con il vortice di un fiume, la cosa migliore è proprio l'opposto, cioè lasciarsi andare, abbandonarsi, farsi attrarre verso il centro, che poi ci scaglierà necessariamente e automaticamente al di fuori della corrente.
Dopo aver elaborato le nostre esperienze a un livello energetico di coscienza, potremo così passare a quello superiore; allo stesso modo, anche gli organi sofferenti potranno finalmente guarire.

Questo " salto energetico" da un CHAKRA a un altro ricorda molto il "salto logico" di cui parlavamo all'inizio per uscire a volte dalle trappole di uno schema che si auto-mantiene.
Anche in questo caso, la vibrazione del fiore può fa-

vorire il processo di evoluzione.

Bach stesso aveva stabilito delle associazioni tra i suoi fiori e l'energia dei sette CHAKRA; tra i suoi discepoli, la dottoressa Marie Margaretha Mijnlieff, una delle massime esponenti mondiali di Floriterapia di Bach, è la più legata a questo tema.

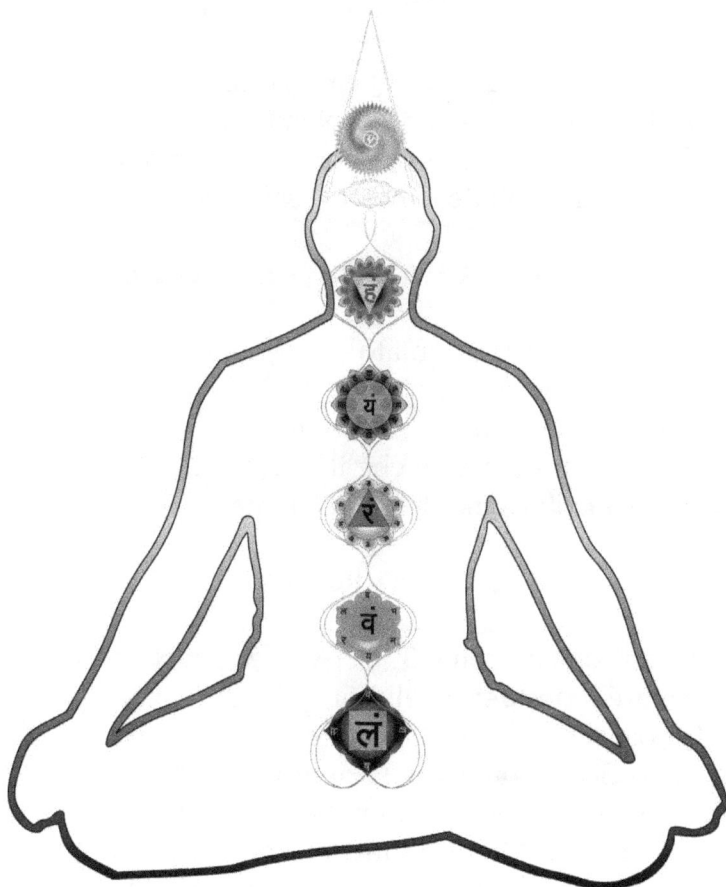

Le associazioni descritte sono le seguenti:

- **I CHAKRA** *ASPEN*

Quando ci troviamo intrappolati nell'energia del
1° CHAKRA, ci comportiamo come se ogni giorno
dovessimo lottare per la nostra *sopravvivenza*. Tutto
quello che non riguarda questa sfera ci appare superfluo; ci limitiamo all'essenziale e ci attacchiamo al
lavoro non come a un'attività che realizza, ma come
a una fonte di sicurezza. Quando ci sentiamo minac-
ciati da pericoli che non sappiamo definire, ASPEN
ci darà l'energia necessaria per buttarci in nuove im-
prese consapevoli delle nostre "salde basi".

- **II CHAKRA** *CHERRY PLUM*

Chi si trova intrappolato nell'energia di questo
CHAKRA perde la capacità di *desiderare*, di vivere l'emozione come qualcosa di creativo. CHERRY
PLUM aiuterà a capire che il desiderio e il cambiamento sono l'origine stessa della vita.

- **III CHAKRA** *MIMULULS*

Chi ha problemi con il 3° CHAKRA non riesce a trasformare il desiderio nella capacità di realizzarlo; in
altre parole, non riesce a esercitare il suo *potere* nel
mondo. Si costruisce un'IO rigido, e intende il Potere
non come "il poter fare qualcosa" ma come "il potere
sugli altri". MIMULUS aiuta a capire che il vero potere è realizzare i propri desideri e che un'IO flessibi-
le è molto più utile in ciò di un'IO rigido.

• IV CHAKRA *RED CHESTNUT*

Il 4° CHAKRA è quello del *sentimento*, cioè di qualcosa di molto più duraturo e profondo del desiderio, capace di racchiudere anche contraddizioni e disarmonie. Il sentimento positivo che tutto accoglie, cioè l'AMORE, quando è frustrato si trasforma in una vera forza negativa che colpisce gli altri, anche se cerchiamo di non manifestarla. RED CHESTNUT aiuta a ristabilire l'armonia facendo rientrare il tutto in un disegno più grande.

• V CHAKRA *ROCK ROSE*

Chi ha problemi con il 5° CHAKRA non riesce a *comunicare* le proprie idee, a trasformare il suo pensiero in un linguaggio creativo, non solo verbale: la gola si chiude, è dolente e la lingua s'inceppa. Questo è spesso il problema di chi deve insegnare o parlare a lungo (avvocati e oratori). ROCK ROSE aiuta a trasmettere le proprie idee con forza e coraggio.

• VI CHAKRA *WHITE CHESTNUT*

IL 6° CHAKRA è quello *dell'intuizione e della immaginazione;* quando siamo presi nel gorgo di questo CHAKRA, i pensieri si affollano disordinatamente e diventa impossibile visualizzare con chiarezza la soluzione dei nostri problemi o la forma dei nostri desideri. Possiamo anche essere preda di costanti mal di testa frontali. WHITE CHESTNUT, l'Ippocastano, il fiore dei pensieri circolari, stabilizza la calma nel mare in tempesta dei nostri pensieri. Da notare che il portare una castagna "matta" in tasca era considerato, nella tradizione della Medicina Popolare, un rimedio del mal di testa frontale, oltre che un preventivo per il raffreddore.

- **VII CHAKRA** *SWEET CHESTNUT*

Il 7° CHAKRA è quello della *conoscenza*, il centro della coscienza stessa, la porta per comunicare con il Divino. Quando questo CHAKRA si chiude, ci sentiamo abbandonati da tutti, anche da Dio, con le spalle al muro, incapaci di far sentire la nostra voce e di ricevere comprensione per il nostro dolore; ci sentiamo come al di fuori del tempo e dello spazio. SWEET CHESTNUT ci consente di trasformare questo momento in un'esperienza mistica di rinascita.

Studiare il caso di un paziente attraverso il modello dei SETTE CHAKRA è uno dei tanti approcci che il sistema dei Fiori di Bach suggerisce.

Per un medico, questo, è forse il modo più affascinante di conoscere e combattere le malattie, perché gli consente di confrontare concretamente le sue nozioni di fisiologia con lo stato d'animo dei malati. D'altro canto, si possono anche riscontrare delle analogie con molte altre discipline terapeutiche - ad esempio, tra la tipologia dei Fiori di Bach e quella dei rimedi omeopatici - come pure evidenziare dei collegamenti tra le tematiche archetipiche della psicoanalisi e quelle suggerite dai Fiori.

Non dobbiamo, tuttavia, dimenticare che il dottor Bach - come abbiamo visto - aveva molto a cuore il concetto di semplicità. Egli, in effetti, intendeva far entrare i suoi rimedi nella mentalità corrente, affinché la gente, un giorno, potesse dire con disinvoltura: *"se ho fame, vado a mangiarmi un panino, se ho paura di volare in aereo, prendo qualche goccia di* MIMULUS".

Questo, naturalmente, presuppone la conoscenza dei rimedi e sopratutto del nostro carattere e delle reazioni personali, in quanto, nel caso di veri e propri attacchi di panico, è più indicato ROCK ROSE di MIMULUS.

Bisogna aver sempre presente la persona, e non il sintomo: è la prima, infatti, che deve essere curata, e non viceversa.

Tuttavia, Bach stesso aveva preparato delle formulazioni ritenendo che in alcune circostanze tutti abbiamo delle reazioni comuni.

Il più importante rimedio composto è il RESCUE REMEDY che, come dice il nome, è da utilizzare nelle situazioni d'emergenza.

Comprende: CHERRY PLUM, per la paura di perdere il controllo, CLEMATIS, per lo stupore e lo stato d'incoscienza, IMPATIENS, per l'ansia e l'irrequietezza, ROCK ROSE, per lo stato di panico, e STAR OF BETHLEHEM, per lo shock e la paura.

E' un rimedio indispensabile da tenere sempre in casa, perché può servire non solo in situazioni acute e improvvise, come spaventi e traumi sia fisici che psichici, ma anche in quelle più frequenti e meno gravi, come la febbre o un mal di testa.

Un'altra combinazione, che molti apprezzano, è quella per gli esami, o comunque per sostenere delle prove importanti, che comprende: CLEMATIS, per la distrazione, ELM, per il timore di non essere all'altezza, LARCH, per la paura di non farcela, WHITE CHESTNUT, per aumentare la concentrazione, e GENTIAN, per lo scoramento.

Esiste poi una composizione per uso esterno, la POMATA di BACH, composta da RESCUE REMEDY e da CRAB APPLE, il rimedio di chi si sente impuro, che può essere usata sia sulla pelle sia sulle mucose in presenza di manifestazioni acute, come punture di insetti, lesioni, ulcere, ferite, tagli e bruciature; spesso, dopo le prime applicazioni, il ricupero è spettacolare.

L'esperienza ci dice, inoltre, che un bambino che sta mettendo i denti può essere aiutato da AGRINOMY, il fiore del tormento interiore; nel primo giorno di scuola sarà utile HONEYSUCKLE, il fiore della nostalgia di casa; se non riusciamo a riprenderci dopo un grosso dispiacere, faremo bene a prendere STAR OF BETHLEHEM.

I Fiori di Bach possono essere associati a qualsiasi altro tipo di farmaci in quanto non interferiscono con i loro meccanismi di azione.

In Inghilterra è abitudine comune a tutti i medici, allopati e non, il ricorso ai Fiori di Bach nei confronti dei pazienti, perché, nonostante il loro utilizzo non venga correntemente pubblicizzato, il passa-parola tra colleghi ha suggerito che ogni terapia instaurata riesce meglio se si affianca questo tipo di trattamento.

Mi preme tuttavia ricordare, a conclusione, che, nonostante l'indubbia efficacia pratica della cura con i Fiori - che sono privi, lo ripeto, di qualsiasi effetto collaterale o rischio di aggravamento - il vero scopo dei Rimedi di Bach è guarire i conflitti interiori, *"le malattie dell'Anima"* come Lui amava chiamarle.

Più che farne un uso occasionale, quindi, dovremo considerarli i preziosi alleati del nostro cammino spirituale, della nostra evoluzione verso stati di coscienza più alti, poiché ci consentono di agire in armonia con l'IO Superiore, rendendo difficile o tardivo il manifestarsi delle malattie.

Altrimenti, il destino della nostra situazione sarà - per dirla con Bach - quello di:

"[...] una popolazione che, sottoposta a un'incessante azione di guerriglia da parte di un nemico solidamente trincerato tra le colline, si limita a riparare le case danneggiate e a seppellire i morti, ignorando la vera guarnigione fortificata".

dottoressa Simonetta Marzioli, medico specialista, omeopata e psicoterapeuta in Milano

Conclusione

Dopo questa lunga esposizione sui personaggi che hanno reso grande *l'Arte del Guarire*, dalla vita alle opere, e dopo aver espresso i miei pareri e i commenti sul loro pensiero, voglio esprimere un desiderio, e al tempo stesso un augurio: spero che quanto scritto sia servito non tanto a chiarire i dubbi riguardanti i concetti teorici, ma che sia fonte di nuovi dubbi, perché – è noto – proprio dalla coscienza del *non sapere* nasce la vera conoscenza.
Lasciamo il testimone a chi, puro di cuore, vorrà raccogliere la sfida.

Per quanto mi riguarda, la curiosità, unita all'interesse sull'argomento, anche in base all'esperienza professionale maturata in tanti decenni, mi ha spinto a fare delle considerazioni personali sia sulle affermazioni d'illustri Maestri contemporanei dell'Omeopatia, quali A. M. Elizalde e F. Del Francia, e sui concetti base dei Maestri classici: S. F. C. Hahnemann, J. T. Kent ed E. Bach, sia in merito ai principi dell'Agopuntura Tradizionale Cinese, che è nota al mondo occidentale grazie alle opere di S. de Morant, e della Medicina Ayurvedica, degnamente rappresentata dai *Sutra* di Patañjali.
Non si tratta solo di condividere un pensiero, ma, soprattutto, di far entrare nella profondità dell'IO, in modo chiaro e privo di pregiudizi, quello che ritengo

essere un grande patrimonio dell'Umanità: la libertà di espressione.

Questa rappresenta un potere che ci rende simili agli Dei, perché in fondo costoro ci hanno benevolmente concesso di godere, in piena autonomia e senza limiti, di tutti gli strumenti della Natura per vivere e migliorare in armonia, e sarebbe, in sincerità, un peccato grave ignorare, o peggio, soffocare, il linguaggio della Vita, pena un appiattimento culturale che è il presupposto della fine della nostra civiltà.

Le guerre ideologiche, di qualunque tipo, dalla politica alla scienza, possono solo nuocere; i martiri sacrificati al rogo in nome della "verità" ci insegnano che nessuno può costringerci a restare zitti in favore di un sapere volutamente falso e coercitivo.

Pertanto, dopo il desiderio arriva l'augurio che si affermi, finalmente, un mondo tollerante delle diversità, aperto a tutto campo alle nuove scoperte, libero senza pregiudizi all'espressione dei singoli, e ricco di stimoli per proseguire nella ricerca del benessere fisico e spirituale dell'Umanità.

Tutti, chi più chi meno, contribuiamo a questa evoluzione, perché questa è la nostra natura divina che nessuno mai soffocherà.

L'autore